CONTRIBUTION A L'ÉTUDE

DE LA

LAXITÉ ARTICULAIRE

ET PARTICULIÈREMENT

DE LA LAXITÉ POLYARTICULAIRE LIÉE
A UNE INFLUENCE GÉNÉRALE COMME CAUSE
PRÉDISPOSANTE DES ARTHROPATHIES

PAR

AUBEAU,

Docteur en médecine de la Faculté de Paris,
Ancien externe des hôpitaux de Paris,
Médaille de bronze de l'Assistance publique.

PARIS
ADRIEN DELAHAYE et E. LECROSNIER, ÉDITEURS
Place de l'École-de-Médecine

1881

CONTRIBUTION A L'ÉTUDE

DE LA

LAXITÉ ARTICULAIRE

ET PARTICULIÈREMENT

DE LA LAXITÉ POLYARTICULAIRE
LIÉE A UNE INFLUENCE GÉNÉRALE COMME CAUSE
PRÉDISPOSANTE DES ARTHROPATHIES

CONTRIBUTION A L'ÉTUDE

DE LA

LAXITÉ ARTICULAIRE

ET PARTICULIÈREMENT

DE LA LAXITÉ POLYARTICULAIRE LIÉE
A UNE INFLUENCE GÉNÉRALE COMME CAUSE
PRÉDISPOSANTE DES ARTHROPATHIES

PAR

AUBEAU,

Docteur en médecine de la Faculté de Paris,
Ancien externe des hôpitaux de Paris,
Médaille de bronze de l'Assistance publique.

━━━◦◦◦━━━

PARIS

ADRIEN DELAHAYE et E. LECROSNIER, ÉDITEURS
Place de l'École-de-Médecine

1881

DE LA LAXITÉ POLYARTICULAIRE

LIÉE A UNE INFLUENCE GÉNÉRALE
COMME CAUSE PRÉDISPOSANTE DES ARTHROPATHIES

AVANT-PROPOS

En 1878, pendant notre externat dans le service de notre excellent maître le Dr Péan, nous observions un adolescent, entré à l'hôpital pour une luxation de la cuisse gauche.

En interrogeant le malade, dans le but de nous rendre compte du mécanisme de la luxation, nous fûmes étonné d'apprendre qu'une simple chûte de sa hauteur, en descendant de trottoir, alors qu'il marchait posément, était la cause du déplacement.

Les auteurs classiques et nos maîtres nous avaient enseigné que la luxation traumatique de la hanche est ordinairement le résultat d'une violence considérable; nous étions donc en présence d'une anomalie.

L'idée nous vint alors de nous éclairer sur les antécédents du malade et nous apprîmes qu'il avait eu: une luxation de l'épaule et une entorse de l'articulation tibio-tarsienne du même côté.

Un examen attentif de toutes les articulations nous

révéla aussitôt, que la plupart possédait une laxité anormale et jouissait de mouvements beaucoup plus étendus qu'à l'état physiologique.

Nous connaissions bien l'histoire de certains malades se luxant ou se subluxant pour le moindre effort et même à volonté, qui la mâchoire, qui l'épaule, qui le pouce, tel autre la hanche. Mais dans ces cas, le relâchement est borné à une seule articulation ; jamais nous n'avions eu connaissance d'une laxité polyarticulaire, sinon généralisée, et dépendant par conséquent d'une influence générale.

Notre attention étant attirée sur cette particularité, nous résolûmes d'étudier, chez les sujets atteints d'arthropathie, l'état de toutes les articulations.

Nous avons été assez heureux pour observer d'autres sujets présentant un relâchement anormal de plusieurs articulations, mais afin de donner à notre thèse toute la précision désirable, nous n'avons voulu relater que les cas types.

Nous avons, par conséquent, volontairement éliminé, ou nous n'avons fait que mentionner :

1° *Les cas dans lesquels le relâchement ne porte que sur un petit nombre d'articulations de second ordre.* — Ceux, par exemple, où, bien que bilatéral, il est borné aux articulations des doigts. Ces faits sont d'une extrême fréquence.

2° *Les cas dans lesquels, bien que polyarticulaire, le relâchement n'est accompagné d'aucune maladie articulaire ancienne ou récente.* — Et cela pour la simple raison que nous voulons établir la relation qui existe entre la laxité et les arthropathies.

3° *Les cas dans lesquels l'âge des sujets comporte une laxité physiologique.* — Les ligaments sont beaucoup plus lâches, chez le nouveau-né et chez l'enfant, que chez l'adulte.

Pour que des observations de laxité polyarticulaire, chez l'enfant, eussent une incontestable valeur, il faudrait examiner un grand nombre de sujets de cet âge et établir préalablement l'étendue physiologique des mouvements de chaque articulation dans l'enfance, ou bien la laxité devrait être portée à un tel degré qu'il n'y eût pas matière à discussion.

Le temps nous a fait défaut pour résoudre la première question et d'autre part, nous possédons peu d'observations de laxité extrême dans l'enfance (1).

4° *Les cas dans lesquels le relâchement de certains ligaments, phénomène accessoire, coïncide avec des déformations osseuses.* — Tel est le fait du rachitisme. Tel celui d'un certain nombre de difformités articulaires congénitales ou acquises, (Pied-bot, certaine déviation rachidienne, etc). En pareil cas, les déformations osseuses sont de première importance, elles produisent des déviations et diminuent la mobilité *au lieu de* l'exagérer.

En nous imposant d'aussi étroites limites, le nombre des observations personnelles que nous apportons se trouve considérablement diminué. Puisse notre sujet gagner en clarté ce qu'il perdra en étendue! Les figures que nous intercallons dans le texte sont dues à l'obli-

---

(1) Nous ne pouvons néanmoins passer complètement sous silence l'histoire d'une enfant de 13 ans, Eugénie L... et celle d'un petit garçon de 6 ans. (Voir aux obs.)

geance de notre ami M. Burgun. Nous remercions à la fois l'ami et l'artiste.

Nous espérions relever dans la science des faits autour desquels nous aurions pu grouper les nôtres, mais la littérature médicale française et étrangère est presque muette sur la laxité polyarticulaire liée à une influence générale.

Les divers traités abondent en observations de relâchement borné à une seule articulation ; la plupart des auteurs admettent la laxité comme cause prédisposante de certaines arthropathies, mais nulle part nous n'avons trouvé de documents spéciaux relatifs à notre sujet.

Nous ne pourrons donc consacrer un chapitre particulier à l'historique ; les quelques idées assimilables à notre thèse, que nous avons recueillies éparses dans les ouvrages scientifiques, trouveront leur place au cours de notre travail.

Abandonné à nos propres forces, et obligé de créer en quelque sorte la question de toutes pièces, nous éprouvons avant de commencer, le besoin de réclamer la bienveillance.

Nous serons obligé de parler chemin faisant de la laxité mono-articulaire, mais notre étude a pour but principal la laxité polyarticulaire liée à une influence générale.

DEFINITION

PLACE DE LA LAXITÉ ARTICULAIRE DANS LE CADRE NOSOLOGIQUE

La laxité ou relâchement, relaxation articulaire, est caractérisée par un excès dans la mobilité, quelle qu'en soit la cause.

A notre point de vue, cet excès de mobilité doit, d'une façon générale, se produire dans tous les sens, porter sur tous les mouvements, ne se révéler par aucune déformation extérieure dans l'état de repos de l'articulation. Il peut ne s'accompagner d'aucun trouble fonctionnel grave et passer inaperçu du sujet qui en est atteint.

Même compris de la sorte, le relâchement articulaire appartient, dans le cadre nosologique, au groupe des difformités des articulations.

On peut en effet avec Bouvier(1), ranger les difformités en deux catégories suivant que les os ont conservé leurs rapports articulaires normaux, ou qu'ils ont plus ou moins perdu ces rapports. Cet auteur classe les difformités articulaires avec conservation des rapports naturels des os de la façon suivante :

1° : *L'Excès de mobilité, laxité, relâchement articulaire,* accompagné ordinairement d'une diminution de solidité.

2° Le défaut de mobilité offrant une foule de degrés,

(1) Bouvier. Difformités des articulations. Dict. encycl. des sci. méd., 1ʳᵉ série, t. VI, p. 398.

Aubeau.   2

depuis la raideur la plus légère, jusqu'à l'abolition complète du mouvement, *rigidité*, *ankylose* dite *fausse* et *ankylose vraie*, par adhésion ou soudure des os.

3° Les vices de direction par inclinaison des axes osseux, qui comprennent les simples *attitudes fixes* et les *déviations* proprement dites.

Quant aux difformités des articulations avec changement de rapport des os, elles comprennent :

1° L'écartement permanent des surfaces articulaires, où *diastasis*.

2° La disparition d'une partie des rapports articulaires dépendant de la déformation, de la destruction ou de l'absence congénitale d'un os ou d'une portion d'os.

3° Les rapports anormaux des os résultant de leur déplacement total ou partiel, *luxations* et *subluxations*, *articulations supplémentaires*.

4° Les aticulations surnuméraires qu'entraîne, soit le contact anormal d'os naturellement séparés, soit la fragmentation permanante d'un os fracturé et non réuni, soit l'existence d'os surnuméraires.

Les détails dans lesquels nous sommes entré précédemment font assez comprendre que c'est à la première division de la classification de Bouvier (excès de mobilité laxité, relâchement, accompagné ordinairement d'une diminution de solidité, avec conservation des rapports articulaires normaux des os) qu'appartient notre sujet.

ETIOLOGIE. — PATHOGENIE

Comme toutes les difformités articulaires, la laxité peut être divisée au point de vue étiologique en :

1° Laxité congénitale

2° Laxité non congénitale

§ 1ᵉʳ — *Laxité congénitale*.

Un certain nombre d'enfants viennent au monde avec des désordres articulaires dans lesquels la laxité joue un rôle prépondérant ou même exclusif. Chez d'autres enfants, aucune lésion articulaire apparente n'est observée, mais il existe une laxité congénitale qui prédispose aux arthropathies.

Hippocrate a signalé certaines constitutions à tissus lâches et peu résistants comme prédisposées aux luxations.

La même idée est reprise par A. Cooper.

J. L. Petit (1) considère la faiblesse des ligaments, sans paralysie, comme une cause de luxation.

Mais l'existence et la valeur de laxité articulaire congénitale est surtout établie et défendue dans les écrits de Sédillot. Cet auteur y revient à plusieurs reprises et à divers propos.

Nous ne pouvons mieux faire que de le citer textuellement.

(1) J.-L. Petit. Traité des maladies des os, t. I, p. XIV.

« Les luxations congénitales, dit-il (1), sont particulièrement caractérisées par le relâchement de l'appareil ligamenteux articulaire ; elles sont ordinairement doubles, (cas où la marche s'exécute habituellement les pieds tournés en dehors) paraissent plus fréquents sur les femmes que sur les hommes...).

Et ailleurs (2) : « Nous croyons pouvoir établir que la cause la plus fréquente des déplacements congénitaux du fémur est la mollesse et le *relâchement de l'appareil ligamenteux* qui permet une très grande mobilité de la cuisse. »

Et plus récemment encore (3) « L'allongement et la laxité des ligaments articulaires sont dans beaucoup de cas incontestables et doivent jouer un rôle dans la production de ces luxations. » (Il s'agit des déplacements par lésions articulaires.)

Parise (4) et Malgaigne (5) admettent aussi le relâchement des ligaments comme cause des luxations congénitales. Ces auteurs donnent même l'explication de ce relâchement, ainsi que nous le verrons plus loin.

Bouvier (6), parmi les causes anatomiques des difformités articulaires congénitales, signale : La faiblesse et

(1) Sédillot. De l'anat. pathol. des luxat. ancien. du fém. en haut et en dehors, etc. Mém. présenté à l Acad. des sciences, 1835, et journal l'Expérience, n° 78, 27 déc. 1838.

(2) Sédillot. Mém. sur les luxat. du fémur. Journal des connaiss. médico-chirurg., 1836.

(3) Sédillot et Gross. Art. Luxat. Dict. encyc., 2e série, t. II, p. 317 et suiv.

(4) Parise. Arch. génér. de méd., 1842, t. XIV, p. 428.

(5) Malgaigne. Anat. chirurg., t. II, p. 560.

(6) Bouvier. Loc. cit., p 398 et suiv.

le peu de résistance de l'appareil ligamenteux. Nous pourrions, sans grand avantage, multiplier les citations. L'opinion d'auteurs aussi autorisés que les précédents suffit à démontrer l'existence de la laxité congénitale.

Mais si la réalité de son existence est établie sans conteste, le mécanisme par lequel elle se produit est loin d'être complétement élucidé.

Nous allons passer en revue les théories qui se sont fait jour à propos de *l'ensemble des difformités articulaires* et nous discuterons, simultanément, la valeur de chacune d'elles au point de vue de la pathogénie de la *laxité*.

Les principales théories sont :

1° La théorie de l'altération primitive des germes.

2° La théorie de l'arrêt de développement.

3° La théorie des affections pathologiques intra–utérines.

4° La théorie des actions mécaniques.

1° *Théorie de l'altération primitive des germes — Vice primordial dans l'organisation des germes.* — Cette théorie a été indiquée par Paletta (1). Elle a été admise par Dupuytren (2), Gerdy, Robert (3), Bouvier (4), etc etc. D'après elle, la plupart des difformités articulaires congénitales seraient primitives, originelles, en d'autres termes, elles seraient antérieures à la conception et résulteraient d'un vice primordial dans l'organisation des

(1) Paletta. Exercitat. pathologic., 1820.

(2) Dupuytren. Mém. sur les luxat. congén. du fémur. Rép. gén. d'anat., 1826, t. II, p. 82.

(3) Robert. Des vices congénit. de conformat. des articul. Thèse de concours. Paris. 1851.

(4) Bouvier. Dict. encyc., loc. cit , p. 405.

germes. Dupuytren apporte à l'appui de cette idée les trois faits suivants : Les difformités sont ordinairement doubles, existent des deux côtés à la fois et dans les mêmes articulations ; les enfants offrent un état chétif et misérable au moment de la naissance ; aucune maladie antérieure ne peut expliquer la déformation. Pour Robert, l'hérédité vient confirmer cette opinion. « Pour expliquer l'existence des vices de conformation héréditaires, dit-il, on a admis un *vice primordial dans l'organisation des germes*. Lorsqu'un enfant issu de parents mal conformés est affecté, en naissant, de difformités analogues, est-il possible de nier que le germe dont-il procède n'en ait apporté les éléments ?. »

Les vices de conformation peuvent, en effet, se manifester héréditairement, chez les individus d'une même famille et porter sur plusieurs articulations homologues. Mais, dit M. Duplay (1) : rien ne démontre que la difformité préexistait dans le germe, « et l'on pourrait tout aussi bien supposer que les parents ont transmis à leurs enfants une prédisposition spéciale à certaines affections susceptibles de produire des difformités fœtales ». — Nous sommes tout à fait partisan de cette dernière opinion et sans vouloir nous prononcer pour ou contre la théorie du *vice primordial de l'organisation des germes*, nous pensons qu'elle ne saurait expliquer la laxité polyarticulaire. Nous croyons plutôt que les parents transmettent à leurs enfants par voie d'hérédité, certaines maladies constitutionnelles telles que la *scrofule* ou le

____

(1) Follin et Duplay. Traité élém, de pathol. ext., t. III, p. 413.

rhumatisme, qui pour nous sont les causes dominantes du relâchement multiple des articulations, ou des maladies d'un organe central (encéphale ou moelle) pouvant produire des effets plus ou moins généralisés.

2° *Théorie de l'arrêt de développement. Aberration de la force formative. Du nisus formativus.* — Cette théorie veut que les difformités articulaires surviennent durant les premiers temps de la vie embryonnaire et soient dues à un trouble du *nisus formativus*, de cette force inconnue qui préside au développement normal et régulier de l'organisme.

Robert tire de cette théorie les applications suivantes (1) : Dans l'état embryonnaire du squelette, le nombre et la position des points osseux primitifs sont déterminés bien avant l'époque de la formation osseuse. Si l'un des points manque, il y aura absence de la portion d'os qui doit, plus tard, lui correspondre. Si l'un de ces mêmes points, quoique primitivement existant, reste dans un état rudimentaire, ou ne parvient pas ultérieurement à toute l'intégrité normale de son volume ou de sa forme, il y aura arrêt de développement.

L'hérédité, la multiplicité des lésions, la coexistence d'autres vices de conformation, sont encore invoqués à l'appui de cette théorie.

Toutes ces considérations porteraient, *à priori*, à penser que l'arrêt de développement joue un rôle important dans la production de la laxité articulaire.

Mais un examen plus attentif montre que ce rôle est fort minime.

(1) Robert. Loc. cit.

L'absence d'une portion ou de la totalité d'un os constitue, évidemment, une cause de mobilité anormale, mais ce vice de conformation n'aurait que de très lointains rapports avec la laxité articulaire telle que nous la concevons.

La persistance d'un état rudimentaire des épiphyses rentrerait davantage dans notre sujet, et nous ne voyons aucune difficulté à admettre que certains cas de laxité mono-articulaire ne reconnaissent pas d'autres causes.

Mais vouloir étendre ces données à l'interprétation de la laxité poly-articulaire, nous ne l'oserions. Parce que d'une part, nous n'avons jamais observé cette anomalie et que, d'autre part, l'existence de cet arrêt de développement dans plusieurs articulations à la fois n'est pas le fait ordinaire. Les statistiques démontrent que les lésions uni-articulaires sont au moins aussi fréquentes que les lésions bilatérales.

Si en effet Dupuytren trouve seulement deux exemples de luxations unilatérales sur 26 observations de luxations coxo-fémorales, Boyer ne cite que 13 luxations doubles sur 29 cas et Pravaz, 4 luxations doubles sur 19 cas (1).

Enfin, d'après Sédillot, le *prétendu arrêt de développement*, loin de favoriser le déplacement des surfaces articulaires, *lui ferait plutôt obstacle* (2).

3° *Théorie des affections pathologiques intra-utérines.* — Ici nous sortons du domaine de l'hypothèse pour entrer

(1) Sédillot et Gross. Art. Luxat., loc. cit., p. 329.
(2) Sédillot. Mém. de l'Acad. des sciences, 1835, loc. cit.

dans celui de l'observation. Notre tâche devient par conséquent beaucoup plus facile.

De nombreuses observations établissent, d'une façon
incontestable, que le fœtus est sujet à des affections pathologiques articulaires ou autres, aboutissant aux difformités des articulations.

Le fœtus peut être atteint :

A. *D'altération osseuse,* due surtout au rachitisme. Le
rachitisme intra-utérin est aujourd'hui admis par la plupart des auteurs.

B. *Des lésions synoviales :* (a) *Hydarthrose.* Malgaigne,
interprète la laxité articulaire congénitale par une
hydarthrose disparue après le relâchèment. Parise a
disséqué trois luxations coxo-fémorales congénitales
dans lesquelles la capsule se trouvait dilatée et conte-
nait une quantité de synovie exagérée.

b) *Arthrites.* — Thuillard et de Laterrise (1) ont ren-
contré des épanchements purulents dans plusieurs articulations de fœtus. Le professeur Verneuil (2) a vu des
fongosités développées dans le fond de la cavité gléno-
nide et la capsule remplie par un liquide sanieux séro-
purulent. Broca (3) a observé une synoviale coxo-fémorale couverte de fausses membranes ainsi que le fond de
la cavité cotyloïde.

c) *Tumeur intra-articulaire.* — Paletta (4) invoque le

---

(1) De Laterrise. Thèse inaugurale, Paris, 1833.
(2) Verneuil. Gaz. hôp., 1852.
(3) Broca. Gaz. hôp. 1860, p. 136.
(4) Paletta. Exer. pathol., p. 90, loc. cit.

gonflement du tissu adipeux intra-cotyloïdien comme cause de luxation congénitale coxo-fémorale.

C. *Des troubles musculaires d'origine centrale.* — Rétraction, J. Guérin. — Paralysie, Bouvier, Verneuil (1). Convulsions, spasmes.

D. *Des lésions ligamenteuses. Rétraction. Allongement.* — C'est précisément cette dernière difformité que nous nous proposons d'étudier.

Les désordres consécutifs à ces affections (nous venons d'en séparer la laxité) sont susceptibles de la même interprétation que ceux qui se produisent après la naissance sous l'influence des mêmes causes. Comme nous nous proposons d'étudier celles-ci plus loin, nous nous dispenserons d'entrer ici dans de longs détails. (Voir page   , difformités non congénitales.)

Nous pouvons néanmoins établir dès à présent, que pour nous, si quelques-unes de ces lésions (à part l'hydarthrose et la paralysie, pour lesquelles nous faisons des réserves) peuvent déterminer de la laxité mono-articulaire ou exceptionnellement étendue à deux ou trois articulations, elles ne sauraient être invoquées pour expliquer le relâchement avec tendance à la généralisation.

4° *Théorie des actions mécaniques. Attitudes vicieuses. Pression, violence extérieure.* — Une attitude vicieuse du fœtus dans l'utérus, une position vicieuse habituelle de la mère, la constriction exercée par les vêtements, des violences extérieures ont été considérées comme pouvant être la cause de difformités articulaires.

(1) Verneuil. Union médicale, 1866, p. 39, n° 80.

Après Hippocrate, Duverney, Dupuytren, Cruveilher, Chaussier, Bouvier, etc., ont admis qu'une attitude vicieuse du fœtus dans l'utérus pouvait être la cause de déplacements articulaires survenus lentement et progressivement.

Pour Malgaigne, aucune autre théorie n'expliquerait mieux les luxations multiples rencontrées chez les monstres.

Roser (1) dit, à propos des luxations fémorales : « L'attitude pelotonnée du fœtus dans le sein de sa mère paraît favorable aux luxations. Un grand nombre d'observations m'ont démontré qu'il est vraisemblable d'admettre que la cuisse du fœtus, étant fortement dans l'adduction, se déplace. Il n'est pas rare de rencontrer des enfants sur lesquels on produit facilement une luxation de la hanche par un mouvement d'adduction, et la réduction s'en obtient avec la même facilité par l'adduction et la flexion. Il est donc admissible que chez de tels enfants la position de la cuisse dans l'adduction entraîne un aplatissement de la partie postérieure du rebord cotyloïdien et partant, la luxation congénitale. »

Bouvier (2) dit : « L'attitude forcément repliée du fœtus, les anomalies qu'elle présente, tendent à exagérer les mouvements des articulations dans certaines directions et par suite à allonger les muscles et les ligaments dans un sens, à favoriser leur raccourcissement dans le sens opposé. Il reste à la naissance des traces de cet état et lorsqu'elles sont très prononcées, comme la

(1) Handbuch des anat. Chirurg., p. 782, 1868.
(2) Bouvier. Art. Diff. des art., Dict. encycl., p. 404, loc. cit.

flexion extrême des pieds de quelques nouveau-nés, elles semblent constituer de véritables difformités ; mais elles ne tardent pas à disparaître par le seul effet de la liberté des mouvements...»

La cause de ces attitudes vicieuses reste à peu près inexpliquée. D'aucuns les attribuent à l'étroitesse de l'utérus, d'autres à la coexistence de plusieurs fœtus, etc. Mais les faits contredisent ces hypothèses.

Quant à la position vicieuse habituelle de la mère, à l'action des vêtements trop étroits, à celle des violences extérieures, elles sont aujourd'hui regardées comme incapables de produire à elles seules des difformités articulaires.

En laissant donc de côté ce dernier groupe de causes pour ne tenir compte que de l'attitude vicieuse du fœtus, nous pensons, avec les auteurs que nous avons précédemment cités, et contrairement à quelques autres, qu'elle peut jouer un rôle actif dans la production des difformités articulaires et en particulier de la laxité.

Son action, d'ordre purement mécanique, est en tout point assimilable à celles des causes du même ordre que nous étudierons à propos de la laxité congénitale. (Profession, habitude, attitude, traction, etc.)

L'influence de l'attitude vicieuse du fœtus sur la laxité, nous paraît devoir être persistante.

Cette proposition devient évidente pour les cas où, comme dans ceux que signale Roser, le déplacement a déterminé l'aplatissement de la cavité de réception.

Mais, même dans les cas où il ne s'est produit aucune déformation osseuse propre à faciliter des déplacements

dans un certain sens, la mobilité anormale n'en persiste
pas moins du côté de l'articulation où les ligaments ont
été allongés, et cela en raison de la nature même du
tissu ligamenteux.

Ce tissu est en effet peu extensible, il ne saurait s'allonger brusquement ; toute élongation d'un ligament
suppose la prolifération de fibres de nouvelle formation,
phénomène qui ne saurait s'accomplir qu'en un certain
laps de temps. Et lorsque l'élongation est produite le
ligament ne saurait revenir sur lui-même. Le défaut
d'extensibilité des ligaments est démontré par l'anatomie, l'histologie et l'expérimentation cadavérique.

Au point de vue anatomique, c'est le tissu fibreux qui
prédomine dans la structure des liens articulaires.

Le professeur Robin (1) s'exprime ainsi, à propos des
ligaments : « Pour les ligaments et les aponévroses
d'enveloppes qui concourent à relier au tronc les membres et, les unes aux autres, les pièces de ceux-ci, plusieurs particularités méritent d'être signalées. Toutes
montrent que la résistance du tissu fibreux est considérable quand toutes les parties sont soumises à une traction ; mais il n'en est plus de même, comme on le saisit
aisément, lorsqu'une portion seulement de tel ou tel organe fibreux est tiraillée. Cette résistance aux effets de la
traction est plus considérable que celle des muscles, à
volume égal des deux tissus... » et plus loin « La dilatation des fibreuses est de même ordre que celle qui amène
l'agrandissement de la cavité crânienne dans l'hydrocé-

(1) Ch. Robin. Art. Fibreux du Dict. encycl., 4e série, t. II, p. 36.

phalie, ou des lames des maxillaires inférieurs dans le cas de tumeur du canal dentaire ou des alvéoles. La dilatation de tous ces organes inextensibles est due à une augmentation du nombre des éléments consécutifs amenant le développement réel du tissu, l'accroissement de sa masse, non seulement en étendue superficielle, mais ordinairement aussi avec épaississement. Il en est de même lors de la formation et de l'agrandissement de la paroi fibreuse des kystes. De là cette lenteur des phénomènes précédents sur lesquels avait déjà insisté Bichat, qui croyait à un effet de véritable extensibilité.

Ce que nous venons de dire de l'extensibilité du tissu fibreux s'applique en tout point à sa *rétractilité*, bien qu'inversement en quelque sorte. Celle-ci est nulle en effet dans ce tissu. Lors du retrait que subissent les organes fibreux primitivement distendus par le mécanisme qui vient d'être indiqué, il n'y a pas là un effet de l'élasticité ou de la contractilité comme dans les artères, l'intestin ou la vessie. Ce retrait est dû à la résorption de la matière amorphe interposée aux fibres et à une atrophie des cellules fibro-plastiques et sans doute aussi à leur dépendance fibrillaire. «

Ces données générales sont confirmées par l'expérimentation, ainsi que nous l'avons dit. M. Guéniot a fait des expériences qui ont été depuis répétées par M. Hibon (1) et par notre ami Haranger, alors interne de M. Guéniot.

Il résulte de ces expériences que l'on peut produire sur

(1) L. Hibon. De la luxation congénitale du tibia en avant, etc. Th., aris, 1881.

le cadavre des subluxations, sans *arrachement* ni *déchirure* des ligaments, ceux-ci éprouvent une certaine distension à la suite de laquelle ils restent relâchés. Mais cette distension des ligaments n'est qu'un phénomène secondaire. Dans toutes les expériences, en effet, il y a eu décollement et au moins une épiphyse; le périoste a été rompu dans quelques cas.

Si l'on ajoute que les sujets mis en expérience étaient des nouveau-nés de quinze jours à un mois, dont deux sur huit étaient manifestement des avortons; que, sur quatre observations relatées, les expériences ont été faites dans trois cas, seulement vingt-quatre, soixante-dix ou soixante-douze heures après la mort et que enfin chaque expérience a duré dans ces trois cas de deux à quatre jours, on comprendra facilement qu'il n'est possible d'accorder qu'une importance fort minime à l'élongation des ligaments.

Chez le nouveau-né, en effet, tous les tissus, y compris le fibreux sont d'une mollesse extrême; cette mollesse est encore exagérée lorsqu'il s'agit d'avorton. D'autre part, chez un sujet dont la mort remonte à deux, cinq, ou sept jours, l'infiltration cadavérique a déjà produit une désorganisation suffisante pour que les tissus aient perdu leurs propriétés physiologiques.

Dans la quatrième expérience, la luxation a été effectuée instantanément, les parties molles ne présentaient ni dilacération, ni arrachement, mais sur l'un des membres, le périoste est rompu, l'une des épiphyses est décollée, l'autre est ébranlée; sur l'autre membre le périoste est intact, mais les épiphyses sont toute décollées.

Il n'est pas question d'élongation des ligaments. Ces expériences démontrent donc catégoriquement la résistance et le peu d'extensibilité des ligaments.

Pour toutes ces raisons, nous nous croyons en droit de conclure que, du moment où, par suite d'une attitude vicieuse, les ligaments ont été distendus, le relâchement persiste, au moins pendant un certain temps, et que si dans cette période, sous l'influence de quelque cause occasionnelle, survient un déplacement, la laxité préexistante favorisera d'une part ce déplacement et d'autre part sera entretenue par lui.

Nous n'entendons pas ici nous mettre en contradiction avec les auteurs et les faits qui démontrent que les déviations congénitales dues à l'attitude vicieuse disparaissent après la naissance. Nous sommes au contraire persuadé qu'en imprimant aux membres déviés une bonne direction et en les y maintenant, on les ramènera définitivement dans une attitude normale. Mais il ne faut pas confondre la direction d'un membre avec la laxité de l'articulation sus-jacente.

La laxité peut exister avec une conformation extérieure absolument normale ; c'est même de cette façon que les choses se sont présentées chez la plupart des sujets que nous avons observés. Il y a là une autre donnée, dont il faut tenir grand compte ; nous voulons parler de l'action musculaire. Les muscles, en effet, limitent les mouvements des articulations, bien avant que ceux-ci aient atteint l'étendue que leur permettrait le seul appareil ligamenteux. Par exemple, ainsi que le disent les frères Weber : Les muscles fléchisseurs, passivement

étendus, arrêtent les mouvements d'extension bien avant
la limite apportée par les ligaments articulaires : Si les
muscles sont sains et bien exercés, ils ramèneront facilement le membre à l'attitude normale, mais ce fait
n'empêchera pas le relâchement ligamenteux d'exister,
et de manifester son existence à l'occasion de la première cause déterminante.

Ajoutons, en terminant ce paragraphe, que si nous
admettons l'efficacité de l'attitude vicieuse du fœtus dans
la production de la laxité articulaire, nous ne la con-
sidérons pas comme une des influences générales dont
nous parlerons plus loin. En d'autres termes, nous
sommes convaincu qu'un certain nombre de cas de
relâchement portant sur une ou plusieurs articulations,
reconnaissent pour cause primordiale l'attude vicieuse
du fœtus; mais la laxité avec tendance à la généralisation doit être rapportée à d'autres influences.
L'attitude vicieuse peut en effet retentir sur plusieurs articulations, mais non sur toutes, ou du moins
la majorité.

Nous ne pourrons fournir de cas personnels de laxité
chez le nouveau-né. Espérant trouver un vaste champ
d'observations à l'hospice des Enfants-Assistés, nous
avons visité les salles de chirurgie de cet asile. M. le
Dr Guéniot nous a permis d'examiner tous les nouveau-
nés de son service et a même poussé la bienveillance
jusqu'à nous aider de son expérience, dans cet examen.
Sur 15 enfants de 1 à 2 mois, nous n'avons trouvé aucune difformité des articulations.

Aubeau.   3

Ce fait n'a rien d'extraordinaire, si l'on songe au petit nombre de sujets sur lequel sont porté nos recherches et à la rareté relative de la laxité articulaire.

Sur trois cent trente-deux enfants morts à l'hôpital des Enfants-Assistés, Parise (1) ne trouva que trois luxations congénitales du fémur.

§ II. — *Laxité non congénitale.*

Un grand nombre de causes peuvent déterminer le relâchement articulaire, après la naissance, soit qu'elles agissent par l'intermédiaire du système musculaire, soit qu'elles frappent directement les parties constituantes de l'articulation. Afin d'établir, aussi nettement que possible, l'étiologie de la laxité articulaire, nous étudierons :

A. Certains états généraux pouvant étendre leur action à la majorité, sinon à la généralité, des articulations, et produire la laxité. Tels sont le *lymphatisme* et le *rhumatisme*. Ces deux facteurs sont pour nous des agents actifs de la laxité articulaire avec tendance à la généralisation.

B. Certains troubles musculaires, qui tiennent à une cause locale ou reconnaissent pour point de départ une lésion nerveuse centrale.

C. Les *arthropathies.* Toute articulations se compose essentiellement : 1° de surfaces osseuses coaptées. — 2° d'une synoviale. — 3° de ligaments. — 4° de parties molles périarticulaires.

(1) Parise. Arch. gén. méd., 3e série, t. XIV, p. 14, 1842.

Les arthropathies peuvent débuter par l'un quelconque de ces éléments et s'étendre consécutivement aux éléments voisins.

Nous avons donc à passer en revue les lésions osseuses, synoviales, ligamenteuses, etc.

D. Enfin des phénomènes purement mécaniques (attitude, habitude, profession, traction, etc.) modifient les rapports et la direction des parties constituantes de l'articulation.

En résumé, quatre ordres de causes :

A. *Etats généraux* (Lymphatisme. Rhumatisme).

B. *Troubles musculaires.*

C. *Arthropathie.*

D. *Causes mécaniques.*

Nous adoptons ce plan de description, afin de nous rapprocher autant que possible de celui que nous avons suivi dans l'étude de la laxité congénitale.

A. Etats généraux.

1° *Lymphatisme et scrofule*. — Nos observations de laxité polyarticulaire se rapportent surtout à des sujets lymphatiques, chez lesquels nous n'avons trouvé aucune cause capable d'expliquer cette anomalie en dehors de l'état général.

Comme nous abordons le côté personnel de notre thèse, nous comprenons la nécessité de nous entourer de toutes les garanties possibles de précision.

Nous avons trouvé peu de renseignements dans les

auteurs classiques, encore ces renseignements sont-ils bien vagues.

A propos de la laxité congénitale, nous avons eu occasion de relater l'observation d'Hippocrate sur *certaines constitutions à tissus lâches et peu résistants*, prédisposées aux luxations.

Il tient compte de cette donnée pour la réduction des luxations. « Il importe, dit-il, de ne pas ignorer que les constitutions diffèrent grandement des constitutions, quant à la facilité avec laquelle les luxations se réduisent. »

Il fait la part de la variété d'articulation luxée, « mais, ajoute-t-il, *la différence la plus considérable, c'est l'attache formée par les ligaments qui est extensible chez les uns, et rigide chez les autres* » (1).

Nous avons dit précédemment que les ligaments sont peu extensibles ; Hippocrate veut évidemment parler des sujets chez lesquels les liens articulaires sont relâchés.

Le père de la médecine ne s'étant pas expliqué sur les constitutions à tissus lâches, peu résistants, et chez lesquelles les ligaments sont extensibles, a laissé toute latitude à l'interprétation.

Or, en rapprochant ce passage de ce que l'on sait du lymphatisme et de la scrofule et de ce que nous avons observé nous-même, nous sommes en droit d'admettre qu'il a trait à des lymphatiques.

Nous lisons d'autre part dans l'ouvrage de Follin et Duplay (2), à propos de l'étiologie de l'entorse : « On a

(1) OEuvres complètes d'Hippocrat. Edit. Littré, I, IV, p. 95.
(2) Follin et Duplay. Traité élément. de pathol. ext., t. III, p. 159.

dit que la constitution lymphatique et scrofuleuse, *en
amenant le relâchement des ligaments et des muscles*, pré-
disposait à l'entorse. » Bien que cette opinion soit men-
tionnée par les auteurs que nous citons, comme un fait
qui est loin d'être prouvé, nous la recueillons avec em-
pressement. Elle prouve, en effet, que le rapport qui
existe entre la constitution lymphatique ou scrofuleuse
et la laxité articulaire a frappé quelques observateurs.

Bouvier et Pierre Bouland (1), dans leur savant article
sur les déviations rachidiennes, disent à propos de la
scoliose simple et de la scoliose rachitique : « L'une et
l'autre frappent surtout les enfants délicats ou débiles,
pâles, à chairs molles, d'un *tempérament lymphatique.* »
Bien que la scoliose vraie soit constituée par l'inégalité
des deux moitiés latérales des éléments de la colonne
vertébrale, au niveau de chacune de ses courbures et que
par conséquent les lésions osseuses soient dominantes, rien
ne démontre qu'il n'existe pas au début quelques lésions des ligaments ; certains auteurs admettent même
des déviations purement ligamenteuses ; Malgaigne, entre autres, considère le relâchement ligamenteux comme
une des causes premières de la scoliose (2).

Ces données, si confuses et si discutables qu'elles
soient n'en démontrent pas moins que plusieurs auteurs
admettent une relation entre lymphatisme, scrofule et
relâchement des articulations.

(1) Bouvier et Pierre Houland. Art. Rachis (déviation). Dict. encycl.,
3e série, t. I, p. 578 et 581.

(2) Malgaigne. Leçons d'orthopédie, recueillies par MM. F. Guyon et
F. Panas, 1862, p. 342.

Nous devons actuellement expliquer ce que nous entendons par sujets lymphatiques et dire sur quelles bases nous nous fondons nous même pour établir un rapport entre le lymphatisme et la scrofule d'une part, entre ces états morbides et la laxité polyarticulaire d'autre part.

On comprend que nous ne puissions, à propos d'une question incidente, rééditer toutes les opinions qui se sont produites au sujet de la scrofule et du lymphatisme.

Par sujets lymphatiques, nous entendons ceux qui présentent les caractères de la constitution lymphatique : peau blanche, fine et mince, teint blafard, chaires molles, orifices muqueux peu colorés, défaut d'harmonie entre les diverses parties du corps (1), prédominance du système lymphatique.

Nous rapprochons le lymphatisme de la scrofule en adoptant complètement les idées de M. Potain (2) qui établit un enchainement possible, entre le tempérament lymphatique, le lymphatisme et la scrofule.

« L'enfance, dit-il, est l'âge où les ganglions normalement plus actifs pour faire face à l'activité plus grande des phénomènes de nutrition sont aussi plus enclins à l'hypertrophie et à la dégénérescence caséeuse. A cet âge, il est peu de sujets qui ne participent, plus ou moins du *tempérament* dit *lymphatique*. Chez beaucoup d'enfants, ce tempérament exagéré, devient un commencement d'état morbide qui prend le nom de *lymphatisme*. Chez ceux là, l'abondance du tissu cellulaire et une

(1) Voir Hardy. Leçons sur la scrofule. Paris, 1864.
(2) Potain. Art. Lymphat. du Dict. encycl., 2e série, t. III, p. 484.

sorte d'exubérance des sucs nutritifs qui l'imbibent, donnent aux chairs une consistance molle. Les ganglions sont gras, ils ont surtout une tendance manifeste à se tuméfier, sous l'influence d'irritations très légères, ou même d'excitations purement physiologiques. La tension vasculaire est faible, l'activité musculaire ou nerveuse très modérées. Le tissu conjonctif se charge aisément de graisse. Les plaies suppurent souvent, guérissent lentement, bourgeonnent beaucoup. Enfin on pourrait dire que le système lymphatique fonctionnant avec une sorte de suractivité, au détriment du reste de l'organisme. semble constamment disposé à réagir avec excès. Un pas de plus et l'on touche à la *scrofule*. »

D'autre part, il importe de remarquer que si les manifestations scrofuleuses peuvent se localiser dans un grand nombre de tissus, elles affectent de préférence le terrain lymphatique.

Elle frappent, en effet, les ganglions, les séreuses viscérales et articulaires, le tissu cellulaire, (les opinions récentes démontrent que les séreuses et le tissu cellulaire ont, avec le même système lymphatique, les connexions les plus intimes), les membranes où les réseaux lymphatiques sont d'une richesse extrême, peau et muqueuses.

Quel est, d'après nous, le rôle pathogénique du lymphatisme et de la scrofule dans la laxité articulaire ? — Nous sommes réduits aux hypothèses n'ayant en notre possession aucune observation *post mortem*. Mais ces hypothèses découlent logiquement des données que nous venons d'établir.

La mobilité des articulations est limitée à la fois par les ligaments et par les muscles ; nous avons dit ailleurs, que les muscles limitent les mouvements articulaires, bien avant que ceux-ci aient atteint l'étendue que leur permettrait le seul appareil ligamenteux. Ces deux éléments sont également frappés du fait de la scrofule et du lymphatisme ; comme tous les autres tissus, ils sont imbibés par une exubérance des sucs nutritifs ; leur consistance diminue.

Cet état morbide retentit directement sur les propriétés essentielles de l'élément musculaire et de l'élément ligamenteux.

a) *Du côté du muscle*, diminution de l'élasticité, de la tonicité et de la contractilité, d'où flaccidité, atonie, défaut d'énergie et lenteur des contractions.

Il en résulte un état parésique dont l'expression générale est la nonchalance, et l'expression locale articulaire, le relâchement, la mobilité exagérée dans les mouvements provoqués.

b) *Du côté des ligaments* : Perte de la densité, de la ténacité fibreuse (*tenax fibrositas* de Vésale), de la résistance ; où ramollissement, élongation, sous l'influence de tout mouvement dépassant les limites normales, laxité. Il en résulte un défaut de coaptation des surfaces articulaires ; les os n'étant plus soutenus subissent l'action de toutes les forces qui tendent à les chasser ou à les entraîner.

Le lymphatisme et la scrofule étant des distrophies constitutionnelles, leurs manifestations peuvent s'étendre à tous les points de l'organisme. La laxité articulaire qui se développe sous leur influence peut donc être généralisée.

Nous avons hésité à employer l'expression : laxité articulaire généralisée, parce qu'il est un grand nombre d'articulations dont les mouvements sont si obscurs, qu'il est presque impossible d'y constater la mobilité anormale lorsqu'elle existe.

Quoiqu'il en soit, chez les malades que nous avons observés, le relâchement était des plus marqués du côté des jointures des membres ; dans l'observation de Müller elle était évidente du côté du rachis.

Voilà pour ce qui est de la laxité :

Nous consacrerons un chapitre spécial à l'étude du rôle de la laxité articulaire dans la production des arthropathies ; mais nous pouvons dès à présent noter que cet état anormal des ligaments et des muscles, fait de l'articulation qui en est atteinte un *locus minoris résistentiæ*. A quel âge se développe la laxité articulaire ?

Le scrofule est héréditaire, d'autre part il n'est pas nécessaire que la mère soit scrofuleuse pour créer des enfants scrofuleux (1) ; il est aujourd'hui démontré que la tuberculose et beaucoup d'autres maladies des ascendants sont pour les descendants une cause de scrofule.

Les observations de manifestations scrofuleuses congénitales ne sont pas fréquentes et néanmoins des faits de ce genre ont été quelquefois signales (2).

N'y aurait-il pas lieu d'admettre que certains cas de

(1) J. Grancher. Art. Scrofule du Dict. encycl., 3e série, t. VIII, p. 317.
(2) Calmeau. De l'étiologie de la scrofule. Th. de Paris, 1880, p. 13.

laxité polyarticulaire congénitale doivent être imputés à cette cause ? La scrofule ne pourrait-elle déterminer chez le fœtus l'imbibition et le ramollissement des tissus, comme elle le fait chez l'adulte ? Nous sommes disposé à le penser et c'est dans ce cens que nous avons interprêté la théorie de l'altération primitive des germes dans la production de la laxité articulaire.

Nos malades interrogés sur l'époque à laquelle ils ont remarqué la mobilité anormale de leurs articulations, nous ont répondu qu'ils l'avaient constatée dès leur enfance.

Ces raisons ne sont pas suffisantes pour permettre d'affirmer que la laxité articulaire d'origine scrofuleuse est congénitale, mais elles permettent de le supposer, et, en tout cas, démontrent qu'elle existe dès le jeune âge.

2° *Rhumatisme*. L'une de nos observations a trait à un sujet rhumatisant qui a présenté dans son enfance les caractères du tempérament lymphatique.

La pathogénie de la difformité articulaire est par conséquent, chez lui, susceptible de plusieurs interprétations.

Il y a, en effet, lieu de se demander s'il s'agit d'un cas de relâchement dû au lymphatisme et compliqué de rhumatisme ; ou si au contraire le rhumatisme est la cause première du relâchement.

Connaissant le malade, qui est notre ami, depuis plusieurs années, nous avons pu l'examiner à diverses reprises.

Un premier examen ne nous avait révélé que de la

laxité polyarticulaire sans épanchement synovial. Comme d'autre part, il ne s'était jamais plaint de manifestations rhumatismales, nous pensions avoir affaire à un cas de tout point identique à ceux que nous possédions déjà.

Un examen ultérieur, provoqué par le malade qui souffrait des genoux, nous révéla la présence d'un double épanchement.

L'état d'esprit dans lequel nous nous trouvions alors, nous fit considérer cet épanchement comme une complication de la laxité, des articulations fémoro-tibiales.

Dernièrement nous fûmes de nouveau appelé auprès de notre ami, et, cette fois, il s'agissait d'épanchement bilatéral dans les articulations des coudes.

Cenduit à l'hôpital de la Charité, par nos recherches, nous fîmes part de cette observation à l'un de nos maîtres, M. le Dr A. Després. Ce chirurgien nous apprit qu'il avait observé plusieurs cas de laxité polyarticulaire dus au rhumatisme, et se montra disposé à admettre qu'il en était de même dans notre cas.

Il pense que le malade avait eu, antérieurement au premier examen, des épanchements, et que la relaxation observée était consécutive.

Etant connu le mode d'action de l'hydarthose chronique sur les parties molles d'une articulation, il est facile de comprendre une laxité polyarticulaire exclusivement rhumatismale.

Dans l'hydarthose aiguë, les ligaments en vertu de leur ténacité, résistent à la pression excentrique que leur fait subir le liquide épanché; celui-ci se porte alors du côté où l'article n'est pas protégé par les liens fibreux et où il rencontre des parties extensibles, la synoviale et les téguments.

C'est ainsi que se passent les choses, en particulier du côté de l'articulation du genou, le liquide s'accumule dans les culs-de-sac supérieurs et latéraux. L'hydarthrose aiguë n'est pas suivie de relâchement articulaire.

Dans l'hydarthrose ancienne au contraire, les parties molles continuellement baignées par le liquide, perdent de leur vitalité, s'infiltrent, se ramollissent et se laissent distendre, les ligaments comme les autres tissus; aussi ces liens fibreux allongés, relâchés, permettent-ils aux surfaces articulaires une mobilité incurable, même après la résorption de l'épanchement.

Ces données sont, de tout point, applicables au rhumatisme; la seule différence réside en ce que l'épanchement, au lieu d'être mono-articulaire comme dans le cas d'hydarthose non rhumatismale atteint, soit simultanément, soit successivement, plusieurs et même la majorité des articulations.

Il est bien entendu, d'après ce qui précède, que le rhumatisme subaigu ou chronique, peut seul laisser après lui de la laxité.

Nous devons ajouter que cette variété de rhumatisme, dont nous rapportons un exemple et dont M. Després nous a confirmé l'existence d'après sa propre expérience, n'est décrite dans aucun ouvrage.

Comme lésions consécutives de rhumatisme subaigu, les auteurs décrivent: les craquements articulaires, la sclérose péri-articulaire, les pseudo-ankyloses. — Rien qui ressemble à de la laxité.

M. E. Besnier (1) reconnaît trois formes de rhumatisme articulaire chronique : 1° Rhum. chronique simple. 2° Rhum. chronique fibreux. (2) 3° Rhum. chronique osseux. — Chacune de ces trois formes aboutit à la raideur, l'immobilisation articulaire, la rétraction des tissus, etc. Rien encore de comparable à la laxité.

Faut-il admettre une nouvelle forme de rhumatisme chronique? Ou devons-nous penser que nous sommes tombé sur un cas mixte, dans lequel le rhumatisme est venu se greffer sur le lymphatisme et a été modifié dans ses allures par cet état morbide?

Nous penchons plutôt pour cette dernière supposition.

La scrofule ou le lymphatisme ne peuvent que favoriser, tout en la modifiant, l'action du rhumatisme ; soit qu'ils préparent le terrain en relâchant les parties molles et en augmentant ainsi la capacité de la cavité articulaire ; soit qu'ils permettent une dilatation plus facile de ces mêmes tissus au moment de l'épanchement.

Nous reviendrons d'ailleurs sur cette question à propos des complications de la laxité articulaire.

B. Troubles musculaires.

« C'est par la connaissance parfaite de l'appareil mus-

(1) E. Besnier. Art. Rhumatisme du Dict. encycl., 3ᵉ série, t. IV, p. 674.

(2) Jaccoud. Clinique médicale de la Charité, XXIIIᵉ leçon. Paris, 1867.

culaire, soit à l'état sain, soit à l'état anormal, dit Dupuytren qu'on peut comprendre le mécanisme des luxations, les difficultés de la réduction et les moyens de les surmonter. »

Les muscles ont exclusivement pour but et pour conséquence, du moins dans le domaine de la vie animale, une action sur les pièces du squelette et par conséquent sur les articulations.

Dans l'état de repos, les antagonistes agissent par leur tonicité, en coaptant les surfaces articulaires. Dans l'état de mouvement, un groupe de muscles agit par sa contractilité pour entraîner les os pendant que le groupe de ses antagonistes agit encore par sa tonicité, pour limiter le mouvement.

« La tonicité seule, dit Terrillon (1), agit quand le muscle est au repos, elle suffit pour maintenir les surfaces articulaires en contact; *quand cette tonicité vient à être détruite les ligaments et les capsules ne peuvent seuls produire ce contact.* »

D'après le même auteur, la contractilité, intervient quand le membre entre en mouvement, elle lutte contre l'action du traumatisme, en immobilisant les os et ne les laisse échapper que si la puissance des muscles est surmontée.

« Les muscles, en se contractant énergiquement pressent violemment les surfaces articulaires et empêchent le déplacement de se produire. » (2)

---

(1) O. Terrillon. Du rôle de l'action musculaire dans les luxations traumatiques. Th. concours. Paris, 1875, p. 5.

(2) Sédillot et Gross. Art. Lux., Dict. encycl., loc. cit., p. 236.

Boyer (1) s'exprime ainsi : « si les ligaments étaient les seuls moyens d'union des os, leur force ou leur faiblesse déciderait le plus souvent de la fréquence et du siège du déplacement. Mais les muscles qui entourent une articulation sont en même temps le moyen d'union le plus puissant des pièces qui la composent et, quoiqu'on ne puisse pas dire précisément que la force ou la faiblesse des ligaments doive être comptée pour rien dans les causes prédisposantes de luxations, il est très vrai que la force et la distribution des muscles qui environnent une articulation ont une influence bien plus remarquable sur l'espèce de déplacement dont elle est plus susceptible. Ainsi, on observe fréquemment les luxations des articulations ginglymoïdales vers les côtes, lieux où se trouvent leurs ligaments les plus forts ; la luxation de l'humérus en bas est la plus ordinaire et de ce côté l'articulation est depourvue de la solidité que les muscles lui prêtent dans tout le reste de son contour. Dans cette même articulation, on peut observer avec quelle facilité la capsule articulaire se laisse distendre lorsque les muscles sont frappés de paralysie ; il suffit même que le deltoïde seul ait perdu son action pour que le poids de l'extrémité supérieure produise l'allongement des ligaments et celui des autres muscles, en sorte les surfaces articulaires s'éloignent et qu'on trouve entre elles un intervalle manifeste.

Les déductions qui découlent rigoureusement de ces faits sont les suivantes : si la tonicité diminue ou disparaît dans *tous* les groupes de muscles péri-articulaires,

(1) Boyer. Traité des malad. chirurg,

les surfaces osseuses ne sont plus maintenues en contact
il y a laxité des articulations.

Si la contractilité diminue ou disparaît dans *tous* les
groupes de muscles péri-articulaires, l'articulation n'est
plus protégée contre l'action du traumatisme, sous quelque forme qu'il se présente.

Mais il y a plus, à la laxité purement musculaire, se
joint bientôt du relâchement et de l'élongation des ligaments qui subissent des distensions forcées de la part des
os abandonnés à toutes les impulsions (1). Or, les causes
qui diminuent ou abolissent les propriétés de la fibre
musculaire sout extrêmement nombreuses.

Il existe donc à côté de la laxité d'origine ligamenteuse,
une laxité d'origine musculaire; le fait est incontestable.

Mono-articulaire sous l'influence d'une cause localisée
cette laxité peut être poly-articulaire lorsque les troubles musculaires tiennent à une cause générale ou à une
lésion nerveuse centrale.

Mais avant d'entreprendre cette étude complexe, nous
devons exposer quelques généralités qui nous permettront de limiter et de préciser notre sujet.

Et tout d'abord, il importe d'établir que tous les troubles qui aboutissent à l'anéantissement des propriétés
musculaires, ne sont pas aptes à produire la laxité.

Les affections protopathiques des muscles : lésions traumatiques, inflammation, hypertrophie vraie, affection
parasitaire, néoplasme, doivent être écartées de la ques-

(1) Bouvier. Art. Difformat. des art., Dict. encycl., 1re série, t. VI,
p. 401.

tion. Seule la paralysie pseudo-hypertrophique qui appartient à ce groupe, nous occupera.

Parmi les affections deutéropatiques (1) nous éliminerons de même : les affections des muscles propagées, celles qui sont liées aux lésions du squelette et des articulations ; dans ces cas en effet, il s'agit de désordres locaux et limités à un seul muscle ou à un seul groupe de muscles et ne pouvant, par conséquent, produire la laxité.

Reste à examiner (a). Les affections liées à une maladie générale : Pyrexies, septicémies, maladies virulentes, morve, farcin, syphilis, maladies constitutionnelles, rhumatisme, goutte, carcinose.

b) Les affections liées aux diverses cachexies : Impaludisme, scrofulose, rachitisme, osteo malacie, tuberculose, scorbut, purpura.

c. Les affections liées aux empoisonnements.

d. Les affections consécutives aux [lésions des vaisseaux.

e. Les affections consécutives aux lésions du système nerveux.

Or les maladies générales, les cachexies, les empoisonnements, les lésions des vaisseaux, ne peuvent nous intéresser qu'en tant qu'elles produisent : l'émaciation, l'atrophie et plus rarement la paralysie (sans contracture).

Les lésions du système nerveux (Encéphale, moelle,

(1) Voir Hayem. Art. Musculaire (patholog.). Dict. encycl., 2e série, t. X, p. 699.

nerfs) retentissent sur le système musculaire en déterminant :

De la parésie ou de la paralysie, des convulsions chroniques ou toniques, des contractures, de l'atrophie. Il faut encore écarter tout ce qui est convulsion ou contracture, rétraction. Les convulsions simples, éclamptiques, épileptique, tétaniques ou autres, n'ont qu'un rapport très éloigné avec la laxité articulaire. Elle peuvent à la vérité derminer la production d'une première luxation prédisposant à des déplacements ultérieurs et devenir ainsi indirectement une cause de laxité, ou bien, lorsque la laxité existe, produire la luxation comme complication de la laxité; mais elle ne constitue jamais par elle-même une cause directe de relâchement articulaire.

Quant aux contractures et aux rétractions, elles sont une cause de fixité et non de rélaction.

Il nous reste en définitive à étudier :

1° L'émaciation et les atrophies.
2° La paralysie pseudo hypertrophique.
3° La parésie et les paralysies.

1° *Emaciation et atrophies.* Le rôle de ces deux facteurs dans la production de la laxité articulaire est admis de toute antiquité. Hippocrate notait déjà que chez les personnes maigres, les luxations sont plus fréquentes et la réduction plus prompte que chez les personnes charnues. « Les jeunes gens, dit J. L. Petit (1) et les femmes se luxent plus facilement les membres que les personnes

(1) J.-L. Petit. Traité des maladies des os, t. I, p. 27.

âgées et les hommes robustes ; parce que les muscles sont plus faibles dans les uns que dans les autres. »

Malgaigne prétend que la vieillesse est moins sujette aux fractures qu'aux luxations, il explique le fait par l'atrophie de l'appareil ligamenteux et musculaire. Cet auteur admet en outre un relâchement essentiel dont la cause devrait être attribuée à une grande débilité par émaciation.

A Cooper a signalé les sujets âgés et faibles comme plus favorables à la réduction des luxations anciennes que les sujets robustes et musculeux.

L'amaigrissement et l'atrophie agissent dans le même sens pour produire la laxité.

Dans l'amaigrissement, il y a diminution du tissu cellulo-adipeux sous-cutané et interstitiel, amoindrissement du muscle et par conséquent débilité.

En d'autres termes, l'émaciation frappe le tissu musculaire dans sa qualité.

L'atrophie l'atteint plutôt dans sa quantité. Il y a destruction par dégénérescence d'un plus ou moins grand nombre de fibrilles et la force du muscle va toujours s'affaiblissant.

Le résultat est le même dans les deux cas : débilité musculaire, diminution dans la force des contractions. Les causes de l'atrophie sont multiples (1).

On peut l'observer : 1° consécutivement à l'*inertie fonctionnelle* toutes les autres conditions de leur nutrition restant les mêmes ; à la suite des paralysies dues aux

(1) Hayem. Des atrophies musculaires. Art. Dict. encycl., t. X, 2ᵉ série, p. 745.

névroses et des hémiplégies de cause cérébale et à la suite de toutes les maladies qui condamnent les muscles à un repos fonctionnel, prolongé, indéfini.

2° *Consécutivement aux maladies de la moelle et des nerfs.*

Toutes les affections des nerfs moteurs peuvent être l'origine d'une amyotrophie offrant cette particularité, qu'au lieu de rester limitées au domaine d'innervation des troncs malades, elle s'étend plus ou moins loin et gagne les muscles innervés par les troncs voisins ou par le plexus; quelquefois même elle se montre du côté opposé du corps.

Pour que les affections de la moelle produisent l'atrophie il faut que la substance grise soit intéressée

Les lésions systématiques des cordons blancs, lorsqu'elles restent nettement localisées à la substance blanche, ne donnent pas lieu par elles-mêmes à l'amyotrophie; lorsque celle-ci s'observe, elle est consécutive à l'inertie fonctionnelle.

Dans l'ataxie locomotrice progressive, la nutrition des muscles est habituellement intacte. Si l'on observe de l'atrophie, c'est que l'irritation des faisceaux radiculaires postérieurs s'est étendue aux parties antérieures de la substance grise.

Dans la sclérose bilatérale amyotrophique, l'atrophie doit être attribuée à la propagation de la lésion jusque dans le système gris antérieur.

Dans l'atrophie musculaire progressive, le siège de la lésion dans les cellules grises antérieures rend compte de l'amyotrophie.

3° *Consécutivement à des altérations du sang ou de la circulation*. Les causes de cette variété d'atrophie peuvent être de même invoquées par la pathogénie de l'émaciation. Ce sont :

A. *Les troubles mécaniques de la circulation* : Les troubles mécaniques de la circulation : Friedberg rapporte un cas de dégénérescence graisseuse des extrémités inférieures due à un rétrécissement de l'aorte abdominale. L'athérome généralisé, la stase veineuse peuvent aboutir au même résultat.

B. *L'inanition*. Cancer de l'œsophage et du pylore. Maladies chroniques. Toutes les lésions qui produisent un état cachectique.

C. *Les altérations du sang* : Fièvre typhoïde, typhus, fièvres éruptives, diphtérie, tuberculose, etc., etc. Poisons morbides et certaines substances toxiques (Phosphore, ammoniaque, acides, minéraux, plomb, paralysie saturnine).

4° Il existe enfin, un quatrième groupe d'atrophies dues à des *lésions propres* des muscles (plaies, contusions, inflammations, compressions, etc.), ou à des *lésions propagées* aux muscles (fractures, luxations, arthrites).

Pour que l'émaciation [et l'atrophie deviennent des causes efficientes de laxité, il faut : 1° Qu'elles s'étendent à la plupart des muscles qui entourent l'article ; 2° qu'elles ne s'accompagnent pas de contracture.

C'est ordinairement ce qui se produit dans l'amaigrissement ; aussi le relâchement dû à cette cause n'est-il pas discutable.

Ces conditions sont au contraire rarement réalisées pour l'atrophie. Plus habituellement le trouble porte sur un faisceau musculaire, sur un muscle ou sur un groupe de muscles. C'est ce qui se passe en particulier dans l'*atrophie musculaire progressive*.

Il en résulte des déformations dues, soit à l'action des antagonistes, soit à la contracture, et qui sont sans rapport avec notre sujet.

Il ne faudrait pas en conclure, néanmoins, que nous nous sommes livré à une étude stérile. A une période avancée de leur développement, les atrophies musculaires peuvent, suivant leurs causes d'ailleurs, particulièrement dans l'inanition et le marasme, atteindre tous les groupes musculaires qui entourent une articulation, s'étendre à plusieurs groupes périarticulaires et même se généraliser.

Dès que les principaux muscles sont atrophiés, la laxité est constituée de leur côté. De l'atrophie du deltoïde et des muscles du bras, par exemple, « il résulte la perte plus ou moins complète des mouvements de l'avant-bras, sur le bras et de ceux de l'épaule ; parfois aussi une *prédisposition aux luxations* de l'articulation scapulo-humérale. »

L'atrophie arrive dans quelques cas, à un tel degré que « toute trace de tissu musculaire semble avoir disparu ; la peau est pour ainsi dire collée sur les os. » (2).

Le malade présente alors un véritable aspect squelettique, il est incapable de tout effort. Il existe une faiblesse paralytique, une parésie, plus ou moins marquée : Impossibilité de marcher et de se tenir debout.

(1) Hayem. Atroph. muscul. progress. Art. du Dict. encycl., 2e série, t. XI, p. 45.
(2) Hayem. Loc. cit., p. 758.

Cette impotence est une condition heureuse, dans un aussi déplorable état, car la validité deviendrait la cause de lésions traumatiques articulaires multipliées : Luxations, entorses, etc.

2° *Paralysie pseudo-hypertrophique. Sclérose musculaire progressive. Pseudo-hypertrophie musculaire.* — Cette maladie chronique propre à l'enfance ou à l'adolescence offre un type de laxité polyarticulaire, d'origine musculaire.

Les muscles atteints d'hypertrophie apparente, sont en réalité frappés d'atrophie avec hyperplasie du tissu conjonctif interstitiel, et interposition de vésicules adipeuses entre les faisceaux de fibres conjonctives.

Il en résulte un affaiblissement musculaire qui s'accuse du côté des articulations par un défaut de coaptation et une mobilité extrême.

Aussi quand on essaie de faire marcher les enfants, les voit-on s'affaiser sur eux-mêmes, toutes les articulations des membres inférieurs fléchissant à la fois. Ou bien, si les enfants arrivent à marcher, ils sont d'une maladresse insolite et se fatiguent rapidement.

« Souvent à cette fatigue se joint une douleur plus ou moins vive dans les jointures, déterminée peut-être, par la *distension des ligaments, les surfaces articulaires n'étant plus maintenues* en contact par les muscles malades. » (1).

Bientôt la paralysie est complète.

(1) A. Kelsch. Paralys. pseudo-hypertroph., Art. Muscul. du Dict. encycl., p. 68.

La laxité est de même des plus accentuées et des plus intéressantes du côté de la colonne vertébrale, par le fait de la paralysie des extenseurs (spinaux-lombaires). Pendant la marche, il se produit une ensellure dorso-lombaire, qui va jusqu'à simuler la *lordose*, puis « dans la situation assise au lit, les malades, ne redoutant plus de tomber en avant, laissent, entraînés par leurs poids, incliner le tronc en avant; l'ensellure dorco-lombaire disparaît, il y a au contraire *cyphose*. » Kelsch, loc. cit. page 69.

Il existe en outre, une mobilité latérale du rachis, en vertu de laquelle le tronc accomplit une série d'oscillations pendant la marche.

Signalons enfin la production presque constante de l'équin bilatéral.

Dans cette maladie, le mécanisme de la laxité n'est pas autre que celui dont nous avons parlé précédemment. La dégénérescence du tissu musculaire et la flaccidité du tissu de nouvelle formation, permettent d'interprêter aisément la mobilité anormale des articulations.

3° *Parésie et Paralysie.* — Un état parétique ou paralytique des muscles périarticulaires diminue la solidité de la jointure et amène l'allongement des ligaments.

Nous avons déjà dit qu'à la laxité musculaire s'ajoutait bientôt, en pareil cas, un relâchement de l'appareil ligamenteux. qui subit des distensions forcées de la part des os entraînés, sans résistance par toutes les causes de déplacement. Ces faits sont assez connus pour que nous nous dispensions d'entrer dans de longs détails. Bardeleben cite des cas où les ligaments étaient tellement relâchés qu'on pouvait interposer trois ou quatre travers de doigts entre les surfaces articulaires, à l'épaule.

Malgaigne a vu une double luxation coxo-fémorale chez un hémiplégique. Il a étudié les luxations par paralysie de l'épaule (1). Le professeur Verneuil (2) a soutenu l'opinion que certaines luxations coxo fémorales réputées congénitales ne méritaient pas ce nom; qu'elles s'étaient produites plus ou moins longtemps après la naissance, en vertu d'une cause spéciale méconnue jusqu'alors, la *paralysie* des muscles pelvi-trochantériens. Nous n'avons pas à nous prononcer dans la question de savoir si cette paralysie est antérieure ou postérieure à la naissance; il nous suffit de constater son existence et son rôle dans la production de la laxité articulaire.

Enfin, tout le monde sait à quel point cette laxité peut être portée dans la *paralysie spinale aiguë* de l'enfance : *jambe de polichinelle.*

Comme les autres troubles musculaires précédemment étudiés, la paralysie doit être totale pour engendrer la relaxation. « Totale, la paralysie livre les articulations aux impulsions extérieures, relâche les connexions articulaires, ce qui *diminue leur solidité et augmente la mobilité des os.* Ceux-ci, mal fixés à la longue par les seuls ligaments, dont la résistance est plus facilement sur-

(1) Malgaigne. Anat. chirurg., t. II, p. 568.
(2) Verneuil. Union méd., 1866, p. 39, n° 80.

montée, cèdent alors fréquemment à des influences physiques, telles que celle de la pesanteur et il peut en résulter, soit le *diastasis*, soit une inclination vicieuse des sections correspondantes du squelette, ou même une luxation (1). »

Une autre condition indispensable de la laxité dans la paralysie, c'est qu'il n'existe pas de contractures.

La fréquence des contractures dans le cours des paralysies fait que ce phénomène de relâchement des jointures n'est pas aussi commun qu'on pourrait le supposer tout d'abord.

Nous avons pu examiner à la Salpêtrière, grâce à l'obligeante amitié de M. Ferré, interne du professeur Charcot, un grand nombre de paraplégiques et d'hémiplégiques. Chez ces malades, les lésions remontaient à des époques très variables, les unes étaient toutes récentes, les autres fort anciennes. Nous n'avons pu trouver un seul cas de paralysie avec flaccidité, partant pas de laxité articulaire.

De deux choses l'une, où les muscles étaient contracturés, ou ils avaient récupéré leurs fonctions. C'est donc en résumé dans les cas de paralysie périarticulaire totale et sans contractures que se produit la laxité.

On conçoit que dans ces conditions elle puisse être polyarticulaire ; occuper, par exemple, une moitié du corps dans les paralysies d'origine encéphalique : hémiplégie, les membres inférieurs dans les paralysies d'origine spinale : paraplégie.

---

(1) Bouvier. Art. Articulations, Dict. encycl., 1ʳᵉ série, t. VI, p. 399.

On comprend aussi qu'elle soit indépendante de la cause de la paralysie et du siège de la lésion causale : paralysie centrale ou périphérique.

C. ARTHROPATHIES.

La laxité articulaire s'observe dans le cours ou à la suite de certaines artropathies, que celles-ci débutent par les os ou par les parties molles.

1o *Lésions osseuses.* En étudiant la théorie de l'arrêt de développement, nous avons admis que si l'un des points osseux épiphysaires manque ou reste à l'état rudimentaire, il peut en résulter un relâchement de la jointure.

Une profondeur moindre des cavités de réception, une saillie moins prononcée des apophyses articulaires sont des causes de laxité qui méritent d'être rapprochées des précédentes, sans toutefois être confondues avec elles.

Après la naissance, plusieurs lésions osseuses peuvent déterminer le même résultat.

a) Fractures. Les fractures intra-articulaires déterminent de la mobilité anormale. Cette mobilité peut devenir permanente si la consolidation ne se fait pas.

Prenons quelques exemples : La tête de l'humérus complètement dépourvue d'éléments de nutrition reste isolée dans quelques cas de fractures du col anatomique.

Dans les fractures intra-capsulaire du col du fémur les fragments ne se réunissent souvent pas. Que l'on attribue ce défaut de consolidation à la vitalité moindre du fragment cotyloïdien, à l'accumulation de la synovie dans l'article ou à un défaut de coaptation, il n'en résulte pas moins une fausse articulation, ou bien la réunion s'effectue par un cal fibreux. Les fractures des sourcils glénoïdien ou cotyloïdien laissent après elles une fâcheuse tendance aux déplacements, etc.

b) Décollement des épiphyses. Certains cas d'ostéite de l'adolescence avec *décollement des épiphyses* produisent de la mobilité anormale. Mais ces faits s'accompagnent de phénomènes locaux et généraux tellement particuliers qu'il n'y a pas lieu de les faire rentrer dans notre cadre. D'ailleurs cette mobilité anormale siège en dehors de la jointure. Il n'y a pas de laxité.

c) Carie. Volkmann (1) décrit des luxations symptomatiques de destruction des extrémités osseuses par carie (*Destruction luxationen*).

d) Nécrose. Roser (2) a vu des luxations consécutives à la nécrose.

e) Rachitisme. Certaines déformations rachitiques peuvent exceptionnellement entraîner du relâchement des articulations.

Nous pourrions multiplier les exemples, mais comme ces désordres se limitent ordinairement à une articulation, et qu'elles donnent rarement lieu à de la laxité véritable, nous croyons inutile d'y insister.

2° *Lésions des parties molles.*

a) Arthrites Les arthrites simples ou suppurées, les fongosités, les tumeurs blanches déterminent le ramol-

(1) Volkmann. *In* Pitha und Billroth, t. II, 2, 1. B., p. 659.
(2) Roser. Arch. der Heilkunde, 1864, p. 542.

lissement et la destruction des ligaments. Le gonflement du tissu adipeux intra-cotyloïdien a pu produire leur distension (1).

b) *Hydarthrose*. L'hydarthrose est la cause la moins discutée de relâchement articulaire. Nous avons dit à propos des artropathies fœtales que Malgaigne et Parise expliquent de cette façon la laxité congénitale. Nous avons étudié le mécanisme de cette distension des téguments à propos du rhumatisme. On sait que l'hydarthrose est plus facilement et plus fréquemment observée au genou. On peut la rencontrer ailleurs : hanche, coude, épaule, etc.

c) *Relâchement des symphyses par la grossesse :* Dans les rares autopsies que l'on a faite, on a trouvé les ligaments et le fibro-cartilage épais, ramollis, imbibés d'une humeur onctueuse d'apparence synoviale (2). Nous reviendrons sur cette laxité des articulations du bassin, au chapitre des complications.

d) *Entorses. Luxations.* — Les entorses et les luxations laissent après elles, un relâchement qui prédispose aux récidives. Ces faits sont trop connus pour que nous y insistions.

D. CAUSES MÉCANIQUES.

Un grand nombre de cas de laxité mono ou polyarticulaire sont dus à des influences de cet ordre : Attitude, habitude, profession.

(1) Paletta. Loc. cit.
(2) Tenon. Mémoire de l'Institut, t. VI, p. 147.

a) *Attitude.* — Nous avons consacré une large place à l'étude de l'attitude vicieuse du fœtus sur la production de la laxité articulaire.

Après la naissance, l'attitude peut encore être invoquée pour expliquer certains cas de relaxation.

« Les différentes positions du corps, dit Bouvier (1), peuvent influer de deux manières sur sa conformation.

« 1° Par la direction qu'elles donnent à l'action de la pesanteur ; 2° par les inégalités d'action, de force, de tension, qu'elles peuvent déterminer dans les muscles antagonistes. Il est des circonstances où ces deux modes d'influence sont réunis. »

C'est surtout dans la station verticale que les attitudes donnent prise à l'action de la pesanteur.

« La pression verticale, à laquelle elle (la station) soumet l'appareil de sustentation, tend incessamment à augmenter les courbures, les inclinaisons des os, à déprimer les substances flexibles, placées dans leur intervalle, à écraser les surfaces articulaires elles-mêmes, à *vaincre la résistance des ligaments et des muscles distendus.* Si le poids des organes ne porte pas d'aplomb sur les différentes coupes du squelette, la pression tend à affaisser le côté surchargé et à produire des déformations et des inclinaisons diverses des os. » (Déform. pag., 221.)

Les muscles subissent l'influence des attitudes, les uns s'allongent, les autres se raccourcissent. Si l'attitude devient habituelle, l'allongement des uns et le raccourcissement des antagonistes deviennent permanents.

(1) Bouvier, attitude. Art. du Dict. encycl., 1re série, t. VII, p. 220.

En outre, l'habitude retentit aussi du côté du système nerveux, qui devient plus apte à produire tel ou tel mouvement. Il en résulte une coordination motrice, vicieuse.

Du côté où les muscles sont relâchés, les ligaments se laissent distendre à leur tour et l'articulation présente sur l'une de ses faces une relaxation qui peut avoir ultérieurement les plus fâcheuses conséquences.

Certaines déviations des rachis, des genoux, des pieds ne reconnaissent pas d'autres causes.

b) *Habitude et profession*. — Elles aboutissent à des résultats identiques. Certains enfants s'amusent à imprimer à leurs articulations des mouvements exagérés ou anormaux et leurs tentatives sont favorisées par la faiblesse et la mollesse des ligaments dans l'enfance.

Il en résulte ultérieurement une laxité permanente des articulations.

La luxation volontaire du pouce s'observe fréquemment. Nous connaissons un étudiant en médecine qui, à la suite d'un long exercice dans l'enfance, est arrivé à produire à volonté la luxation des pouces et des épaules.

Nous avons été témoin de ces manœuvres.

Les capsules scapulo-humérales ont subi une élongation telle, qu'il lui suffit de relâcher les muscles de l'épaule, pour que le membre supérieur s'abaisse sous l'influence de la pesanteur. Dans ce mouvement, la tête humérale vient se placer dans le creux axillaire ; il se produit une luxation sous-glénoïdienne.

Les pianistes acquièrent, par l'habitude, surtout lorsqu'ils ont commencé à étudier dans leur jeunesse, une laxité extrême des articulations des doigts. Tout le monde sait de quelle relaxations sont douées les articulations de certains acrobates.

Exercés dès l'enfance à des attitudes forcées en différents sens, ils arrivent à obtenir une dislocation généralisée.

Nous nous rappelons toujours avec étonnement un bateleur de haute stature, surnommé l'*homme au pavé*, qui arrivait à se pelotonner de telle façon que sa femme pouvait le couvrir d'un foulard de moyennes dimensions.

En pareil cas, les manœuvres exercées dans le jeune âge ont produit « sans difformité apparente, l'allongement des ligaments et l'effacement des saillies osseuses périarticulaires ; » la répétition des mêmes actes a entretenu cet état.

Ce long et important chapitre d'étiologie peut être résumé de la façon suivante :

La laxité articulaire est congénitale ou acquise.

Dans l'un ou l'autre cas elle est mono ou polyarticulaire.

A. Les causes de la laxité *mono-articulaire congénitale* sont :

1° *L'arrêt de développement* : Absence ou atrophie des pièces osseuses articulaires, défaut de profondeur des cavités de réception, saillie moins prononcée des épiphyses.

. 2° *Les troubles musculaires* : Atrophie, parésie, paralysie, localisées.

3° *Les affections pathologiques intra-utérines* : Altérations osseuses ou synoviales : hydarthrose, arthrites, tumeurs intra-articulaires.

4° *L'attitude vicieuse du fœtus.*

B. Les causes *de laxité polyarticulaire congénitale* sont :

1° *Un vice primordial dans l'organisation des germes :* A la condition d'admettre que ce vice primordial n'est autre qu'une prédisposition héréditaire à certaines dystrophies constitutionnelles et particulièrement au *lymphatisme* et à *la scrofule.*

2° *Des troubles musculaires :* Débilité constitutionnelle, émaciation, atrophie plus ou moins généralisée ; parésie et paralysie de cause centrale.

3° *Des actions mécaniques :* L'attitude vicieuse du fœtus dans l'utérus peut retentir sur plusieurs articulations.

Ainsi comprises, les causes de laxité congénitale sont très analogues à celles qui produisent la laxité non congénitale.

C. Les causes de laxité *mono-articulaire noncongénitale* sont :

1° *Des troubles musculaires :* Atrophie, parésie, paralysie sans contractures et localisées.

2° *Des arthropathies :* Par lésions osseuses : fractures intra-articulaires, carie, nécrose, certaines déformations rachitiques; ou par lésions des parties molles : arthrites, hydarthrose, ramollissement des symphyses par la grossesse, entorses et luxations.

3° *Des actions mécaniques :* Attitude, habitude, profession bornant leurs effets à une seule jointure.

D. Les causes de *laxité polyarticulaire noncongénitale* sont :

1° *Des maladies constitutionnelles* : Lymphatisme, scrofule, certaine forme de rhumatisme chronique modifiée par les états précédents.

2° *Des troubles musculaires* : Emaciation, atrophies généralisées, paralysie pseudo-hypertrophique, parésie et paralysie de cause centrale.

3° *Des actions mécaniques* : Attitude et surtout professions : bateleurs en particulier.

ANATOMIE PATHOLOGIQUE.

L'anatomie pathologique de la laxité articulaire comprend celle des maladies causales. Nous ne pouvons, dans une question de séméiologie, retracer les lésions anatomiques des diverses atrophies et paralysies, de la paralysie pseudo-hypertrophique, des diverses maladies des articulations, etc., etc.

Le point intéressant eût été l'étude anatomique, histologique et chimique des ligaments chez les sujets atteints de laxité évidente pendant la vie et particulièrement chez les lymphatiques et les scrofuleux.

N'ayant jamais eu l'occasion de faire l'autopsie de semblables sujets, nous ne pouvons qu'interroger les recueils scientifiques.

Ceux-ci malheureusement donnent peu de renseignements sur les modifications survenues dans la structure des liens articulaires atteints de laxité.

Dans les autopsies faites à propos des luxations congénitales, on a toujours constaté l'allongement des ligaments, mais les descriptions des auteurs qui ont étudié la question ne peuvent édifier que sur l'étendue parfois considérable que peut acquérir cette élongation. Elles ne renferment aucun détail sur la coloration, la consistance, la texture des parties relâchées.

Sédillot (1) dit à propos de luxations du fémur qu'il a examinées sur le cadavre : « Dans les deux luxations, les ligaments ronds étaient intacts, les pieds tournés en dehors, et sur le bassin, où le déplacement était double et congénital, *le ligament capsulaire, seulement allongé outre mesure*, embrassait de toute part la tête du fémur, et n'avait contracté aucune adhérence immédiate avec l'os iliaque, dont une bourse muqueuse accidentelle le séparait. »

Et plus loin : « L'anatomie pathologique démontre que la tête du fémur, revêtue de son fibro-cartilage, est alors enveloppée complètement par le ligament capsulaire, moulé sur elle. Le ligament rond est intact, d'une longueur proportionnée à l'étendue du déplacement et ordinairement divisé en bandelettes longitudinales, par suite des pressions qu'il a subies. Le ligament capsulaire revenu sur lui-même et retréci au-dessous du col fémoral, dans le point où il repose sur le bord supérieur externe de la cavité cotyloïde, est devenu trop étroit pour laisser passer la tête du fémur qui ne pourrait ainsi y être reportée dans sa cavité.... Les muscles ne

(1) Sédillot. Mém. sur l'anat. pathol. des lux., etc., loc. cit., p. 562.

paraissent pas avoir subi un raccourcissement permanent et ne s'opposent pas à la réduction, lorsqu'ils n'ont pas été modifiés dans leur structure et que les résistances fibreuses ont été détruites.

Dans une observation de difformités congénitales nombreuses : mains et pieds bots, luxation congénitale du fémur, rectum ouvert dans la vessie, Cruveilhier (1) dit : « Le genou droit présentait... un diastasis congénital tel que les extrémités correspondantes du fémur et du tibia faisaient une saillie considérable du côté du creux du jarret et par conséquent un angle rentrant du côté de la rotule... Le diastasis... tenait uniquement à la laxité, à la longueur des ligaments latéraux de l'articulation... Les articulations coxo-fémorales offrent un exemple de luxation congénitale. Les capsules fibreuses avaient une grande laxité, en sorte que les têtes des fémurs n'étaient pas contenues dans les cavités cotyloïdes... Les capsules fibreuses ouvertes, on voit un ligament rond, grêle et d'une longueur démesurée. »

Dans une observation de monstre anencéphale : Destruction totale de l'encéphale et de la moelle, M. G. Guérin (2) remarque à propos de la luxation de la rotule que le ligament rotulien est épaissi quoique allongé. Au point de vue des altérations subies par les ligaments, toutes les observations se ressemblent, aucune ne relate les points qui nous intéresseraient particulièrement. Il est probable que les lésions ligamenteuses qui aboutissent à la laxité sont variables.

(1) Cruveilhier. Atlas d'anat. pathol.
(2) J. Guérin. OEuvres, 1880, 1re livraison, p. 48.

Que, par exemple, dans les cas d'élongation progressive et mécanique, l'irritation exagère le mouvement nutritif sans aller jusqu'à l'inflammation; il y a prolifération des éléments du tissu et hypertrophie en même temps qu'allongement.

Qu'ailleurs il y a, au contraire, atrophie, dégénérescence graisseuse ou autre, régression du tissu. Les fibres dégénérées se laissent étirer, simplement parce qu'elles ont perdu leur consistance. Ces altérations répondraient aux cas où l'allongement coïncide avec l'amincissement et la dissociation de ligaments; ceux-ci perdent en épaisseur ce qu'ils gagnent en longueur.

Que dans d'autres circonstances il s'agit d'inflammation à marche chronique qui transforme le ligament en une masse molle, vitreuse et lardacée, etc., etc.

Quoi qu'il en soit, nous sommes persuadé que les ligaments jouent par les lésions dont ils peuvent être atteints un rôle beaucoup plus important qu'on le suppose.

Nous ne pouvons oublier que le professeur Sappey admet que les ligaments sont aussi vasculaires que le périoste.

« Dans les ligaments à faisceaux parallèles, dit le savant anatomiste (1), les artères pénètrent à la fois par les deux faces, mais principalement par la face sous-cutanée; elles convergent de la périphérie vers les couches centrales. — Dans les ligaments à faisceaux entre-croisés comme les capsules, et dans tous ceux qui ré-

(1) Sappey. Anat. descript., 2e éd., 1867, t. I, p. 476.

pondent par leur face profonde à la séreuse articulaire, elles se dirigent vers cette face profonde ; parvenues au voisinage de la synoviale, elles s'unissent par leurs divisions terminales et forment au-dessous de cette membrane un réseau à mailles très serrées et assez régulières qui la revêt sur toute son étendue. Les couches fibreuses, immédiatement recouvertes par les membranes synoviales, sont donc les plus vasculaires.....

« Les veines accompagnent les artères.

« Le rôle que jouent ces vaisseaux dans les phlegmasies des articulations est important ; les veines surtout peuvent devenir le siège des plus graves altérations. Sur plusieurs individus affectés de tumeurs blanches, j'ai trouvé les capillaires veineux dilatés sur certains points, rétrécis sur d'autres, et offrant un état variqueux très prononcé. A un degré plus avancé de la maladie, ils s'infiltrent de lymphe plastique qui en masque les contours ; plus tard, des solutions de continuité se montrent çà et là, le sang s'épanche, s'infiltre dans les parties voisines et forme des amas au milieu desquels on retrouve encore quelques globules presque intacts. Des capillaires veineux, l'inflammation, et toutes les conséquences qu'elle entraîne, remontent aux branches et aux troncs. Les vaisseaux artériels eux-mêmes finissent par être envahis. »

On nous pardonnera la longueur de cette citation en raison de son importance. Elle montre en effet : 1° que les ligaments sont le siège d'échanges organiques actifs et capables d'expliquer les altérations dont nous parlions plus haut ; 2° que comme tous les tissus vasculaires ils peuvent être le siège de lésions primitives ; 3º que par suite de leurs connexions synoviales, ils peuvent transmettre facilement à celle-ci les maladies qui les affectent.

Ces données sont de la plus haute importance au point de vue du mécanisme des complications de la laxité.

C'est par la connaissance des mouvements de chaque articulation qu'on peut juger de la laxité ; ces mouvements sont trop bien décrits dans les ouvrages classiques d'anatomie pour qu'il soit utile de les rappeler ici.

Mais avant d'aborder l'étude symptomatologique de la laxité articulaire, il est bon d'indiquer le procédé à l'aide duquel nous avons mesuré [l'étendue des mouvements anormaux, lorsque la chose nous a été possible.

Ce procédé consiste à relever les angles que forment entre elles les pièces osseuses dans les mouvements volontaires et dans les mouvements forcés.

Pour mesurer ces angles, nous nous servons d'un *rapporteur*, demi-cercle en corne transparente que l'on trouve dans toutes les boîtes de compas et dont le bord est divisé en 180 parties égales ou degrés, chaque degré étant subdivisé en cinq parties.

Après avoir tracé sur la région, à l'aide du crayon dermographique, les lignes droites qui représentent les axes généraux des os articulés entre eux, nous plaçons le centre du rapporteur au point de rencontre de ces deux lignes, c'est-à-dire au sommet de l'angle ; nous faisons coïncider le diamètre avec l'une de nos lignes, puis nous

lisons sur la circonférence la division par laquelle passe
l'autre ligne. (Voir fig. 3 p. 79).

On sait que si bien fait qu'il soit, le rapporteur ne fait
connaître les angles qu'à un demi-degré près. Mais nous
pensons que pour des déplacements aussi considérables
que ceux que nous décrivons, personne ne nous repro-
chera une inexactitude aussi légère.

SYMPTOMATOLOGIE.

Les causes de la laxité articulaire étant multiples, il y
aurait lieu de décrire autant de types de relaxation qu'il
y a de modes pathogéniques. Les antécédents, les phénomènes prodromiques, le mode de début, les troubles qui
accompagnent le relâchement, l'état général varient
dans tous les cas :

Dans la laxité de cause musculaire, on trouve dans
les antécédents des affections capables d'engendrer l'é-
maciation, l'atrophie, les paralysies, le malade est dé-
charné, atteint d'atrophie musculaire, paraplégique ou
hémiplégique. Ou bien c'est un enfant frappé de paralysie pseudo-hypertrophique.

Dans d'autres cas, les antécédents révèlent une arthropathie d'origine osseuse ou liée à des lésions des parties
molles, et l'on observe outre les signes du relâchement
les traces de la maladie articulaire.

Ailleurs la professsion du malade explique la relaxation
des jointures.

Dans le cas de rhumatisme, on trouve des manifestations antérieures caractéristiques, arthropathies rhumatismales, torticolis, lumbago, sciatique, etc. Outre les signes de laxité les articulations sont dans certains mouvements le siège de craquements.

Les faits que nous venons d'énumérer sont bien connus et décrits dans les traités classiques ou dans les ouvrages spéciaux. Il nous est impossible de les étudier en détail.

D'ailleurs, quelle qu'ait été la cause première de la difformité et quel que soit le nombre des articulations ateintes, les symptômes de la laxité sont sensiblement les mêmes.

Ce qui dans notre description a trait à ce point particulier est donc applicable à tous les cas.

Nous nous sommes proposé de tracer, exclusivement, le tableau clinique de la laxité polyarticulaire liée à la scrofule et au lymphatisme.

Symptômes de la laxité polyarticuaire liée à la scrofule et au lymphatisme. — Le relâchement articulaire, dépendant de ces états généraux, bien que porté à un degré considérable et étendu à la majorité des articuations, passe souvent inaperçu des sujets qui en sont atteints, de leur entourage et même des médecins qui sont appelés à les examiner.

C'est que cette difformité des articulations ne s'accuse par aucun symptôme bruyant ou inquiétant, et que les deux signes révélateurs par excellence d'un état morbide, ceux qui éveillent toujours l'attention et les craintes du malade, *la douleur et la déformation* font défaut dans la plupart des cas.

Il existe bien des troubles fonctionnels, mais on les rapporte à l'état général.

Ces malades, en effet, ont toujours été débiles et souffreteux ; parfois ils sont nés malingres et chétifs ; ils n'ont franchi la période du premier âge que grâce à la sollicitude de leur mère ou de leur nourrice.

La marche a été tardive et maladroite ; tombant sans cesse et se fatigant vite, il a fallu les porter jusqu'à un âge déjà avancé.

Plus tard ils ont présenté tous les signes du lymphatisme ou de la scrofule : gourme dans les cheveux, croûtes laiteuses de la face, tuméfaction de la lèvre supérieure, gonflement des ganglions du cou, ophthalmie, coryzas, angines, écoulements muqueux, troubles digestifs, etc.

Terrain de moindre résistance, ils ont souvent donné prise aux fièvres éruptives et aux autres maladies de l'enfance.

Les instincts génitaux se sont éveillés tardivement.

Dans quelques cas, la croissance a été rapide et a exagéré la débilité.

Pubères, ils se sont montrés peu disposés aux professions manuelles, à celles qui exigent une grande force musculaire et la solidité des articulations. Une longue marche leur est impossible. Ils ne peuvent soulever de pesants fardeaux. Tout effort un peu considérable leur est pénible. Il évitent avec soin les actes qui demandent la mise en jeu de l'appareil locomoteur.

Leur caractéristique au point de vue dynamique est la nonchalance.

Cette faiblesse coïncide avec une souplesse et une flexibilité remarquables des articulations. Rarement ces sujets atteignent l'âge adulte sans que quelque manifestation ne soit venue attirer leur attention.

Aussi, à côté des cas où le relâchement passe inaperçu, en est-il d'autres où cette anomalie est connue des malades.

Enfants ou adolescents, ils ont pu remarquer accidendentellement leur aptitude à produire des mouvements anormaux.

C'est surtout l'extrême mobilité des doigts qui les frappe d'abord.

Ils se luxent le pouce à volonté et impriment aux autres doigts une extension exagérée.

Les exercices gymnastiques, en grand honneur à cet âge, font naître d'autres observations.

Ils s'étudient à toucher leurs orteils avec les mains, les membres inférieurs accolés au mur, sans que les talons abandonnent le sol et sans qu'aucun mouvement se produise au niveau desgenoux.

Ce mouvement de flexion forcée se passe entièrement dans les hanches et le rachis.

Les mouvements d'extension de la colonne vertébrale se produisent avec une facilité semblable. Ces sujets, les bras élevés, se renversent en arrière de façon à toucher le sol de leurs mains.

Ils font le *signe de la croix* avec le pied, que les mains conduisent alternativement au front, au sternum et à la face antérieure de chaque épaule.

Rapprocher les coudes jusqu'au contact en arrière du

tronc ; étendre les bras et les faire porter en arrière, de façon à ce que les dos des mains se rencontrent, sont encore des exercices favoris. Devenus un objet de curiosité pour leur entourage juvénile, ils reproduisent à plaisir ces déplacements ; aussi leur répète-t-on qu'ils *feraient de bons acrobates ; qu'ils ont manqué leur vocation.*

Malheureusement tout ne s'en tient pas à cette déplorable facilité des mouvements anormaux. Fréquemment quelque complication arthropathique s'est développée dès l'enfance ou vers l'adolescence ; c'est même souvent à l'occasion de ces complications que le médecin est appelé à faire l'examen du malade.

Ainsi que nous l'avons déjà dit, la laxité s'étend à la majorité des articulations. Il est surtout facile de la constater aux membres, c'est-à-dire, là où se rencontrent les énarthroses, les trochlées, les ginglymes, les condyles, en un mot les articulations mobiles. Plus obscure du côté du rachis, elle est néanmoins appréciable dans nombre de cas.

Lorsque les articulations sont au repos et qu'elles n'ont pas été le siège d'arthropathies, on n'observe pas de déformation appréciable à la vue.

Il n'existe ni saillie, ni dépression anormale ; les os ont conservé leur forme, leurs rapports et leur direction. Les parties molles offrent sensiblement la même configuration qu'à l'état physiologique, à part quelques cas dans lesquels il existe de l'atrophie musculaire, ainsi que nous le verrons bientôt.

Les téguments n'ont pas subi de changement de coloration.

C'est à l'occasion des mouvements volontaires et des mouvements provoqués que la laxité apparaît.

Les mouvements volontaires portés à leur limite extrême montrent immédiatement que l'étendue des déplacements physiologiques est dépassée.

Les mouvements provoqués révèlent la possibilité de déplacements anormaux.

Pour apprécier ces derniers il suffit d'immobiliser avec l'une des mains le segment du membre le plus rapproché du tronc, et d'imprimer à l'autre segment des mouvements en différents sens. Les surfaces articulaires prennent alors un point d'appui l'une sur l'autre dans le sens du mouvement, et s'écartent du côté opposé de façon à former un angle qui a pour base le ligament correspondant, allongé.

Dans le même temps le segment mobile fait avec sa direction première un angle qui est précisément égal à celui que forment entre elles les surfaces articulaires.

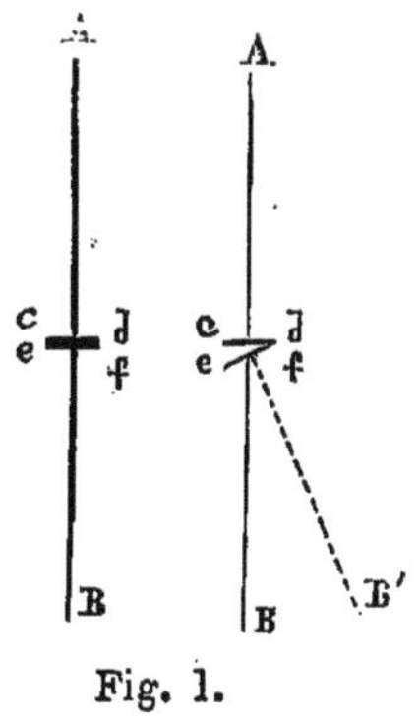

Fig. 1.

Imaginons que la ligné A est l'axe d'un os, le fémur par exemple, la ligne *c d* représentant le plan tangent aux condyles. Pour plus de simplicité, nous supposons ce plan perpendiculaire à l'axe du fémur.

Soit de même B l'axe du tibia et *e f* le plan de son plateau perpendiculaire à l'axe,

Si le fémur restant immobile, on imprime au tibia un mouvement de latéralité, en dehors, de façon à l'amener en B', les surfaces articulaires, qui tout à l'heure étaient parallèles, forment alors nn angle *c df e* ; d'autre part l'axe du tibia B' forme avec sa direction première B un autre angle. Il est facile de reconnaître que ces deux angles ont leur côtés réciproquement perpendiculaires, chacun à chacun ; ils sont donc égaux.

Par conséquent, l'angle formé par les deux lignes B B', facile à apprécier à l'aide du rapporteur, peut être pris pour mesure de l'angle *c df e* ; c'est-à-dire pour mesure de l'écartement des surfaces articulaires.

Dans cette position, les ligaments sont relâchés du côté du mouvement en *df*, ils se tendent au contraire du côté opposé dans l'intervalle de *c e*.

Au niveau des articulations superficielles et chez les sujets dépourvus d'embonpoint, ce qui est la règle dans le cas qui nous occupe, on voit ces derniers ligaments se dessiner sous la peau, sous forme de cordes ou de bandelettes qui représentent exactement leur configuration et leurs dimensions.

Le segment supérieur étant toujours immobilisé, si l'on exerce une traction sur le segment inférieur, les liens fibreux se tendent de tous côtés et les surfaces articulaires se séparent complètement. Il est alors possible en déprimant les parties molles d'introduire la pulpe de l'index ou même plusieurs doigts entre ces surfaces osseuses.

Au moment où la séparation des surfaces articulaires se produit, on observe deux phénomènes dignes de remarque.

Le premier, surtout appréciable du côté des jointures superficielles, consiste en la production d'un *étranglement circulaire* au niveau de l'interligne articulaire ; l'article tend à prendre la forme d'un sablier. Cette convergence des parties molles vers l'axe de la jointure s'effectue sous l'influence de la pression atmosphérique, ainsi que nous l'allons démontrer.

Bien que la laxité soit constituée par l'allongement des ligaments et le relâchement de la synoviale, la cavité articulaire, dans les conditions ordinaires de repos ou de mouvement, n'en est pas moins une cavité virtuelle.

Les surfaces osseuses sont en contact comme dans une jointure normale ; les parties molles relâchées, ligaments et synoviale, sont étroitement appliquées sur les os par le fait de la pression concentrique de l'atmosphère. Elles sont plissées, et voilà tout.

Mais lorsqu'on exerce une traction sur l'un des segments, les surfaces articulaires se séparent, les ligaments se détendent, la synoviale se déploie, et la cavité, de virtuelle qu'elle etait, se réalise. Il y a production d'un vide intra-articulaire, qu'aucun fluide, liquide ou gazeux ne peut combler, la cavité étant close de toute part.

Dès que ce vide se forme, la pression atmosphérique exerce son action sur les parties molles péri-articulaires,

les déprime, les refoule vers la cavité et les applique en
core aux surfaces osseuses.

Cet étranglement n'est pas linéaire, comme celui qu
produit un fil ; sa disposition est celle d'une gouttière
dont la profondeur est en raison directe de l'allongemen
des ligaments, et en raison inverse de l'épaisseur des par
ties molles.

Il est plus appréciable au poignet qu'à l'épaule, pa
exemple.

Le second phénomène est caractérisé par un *bruit par
ticulier* qui n'a rien de commun avec les autres bruits ar
ticulaires. C'est une sorte de *clapotement* ou mieux d
claquement sourd et léger, que nous ne pouvons mieu
comparer qu'à celui qui se produit lorsqu'on sépare deu
surfaces adhérentes entre elles, par l'intermédiaire d'ur
liquide visqueux : deux lames de verre, par exemple, entr
lesquelles a été écrasée une goutte d'huile.

Toutefois ce rapprochement n'est pas complètemen
exact. Lorsqu'en effet on sépare deux surfaces adhérentes
le bruit qui se produit est dû à la pénétration de l'air dan
leur intervalle. Or il ne saurait pénétrer ni gaz, ni liquides entre les surfaces osseuses d'une articulationfermée

La cause du bruit est donc différente, et voici commen
il nous paraît logique de l'interpréter. Le *claquemen*
articulaire est lié à la dépression des parties molles. Celles
ci, fortement et brusquement refoulées par la pression
atmosphérique, viennent s'appliquer aux surfaces articu
laires en les percutant.

C'est donc le choc des parties molles contre les os qu
produit ce bruit.

Le *claquement* nous paraît être spécial à la laxité ; il n'est en effet, dans sa nature, comparable ni aux *craquements*, ni aux *frottements* consécutifs aux diverses arthrites. D'ailleurs un caractère décisif permet de les distinguer. Le craquement et le frottement se produisent lorsqu'on fait glisser l'une contre l'autre les surfaces articulaires, le claquement prend naissance lorsqu'on les sépare.

Nous avons eu la bonne fortune d'observer chez l'un de nos malades ces deux variétés de bruits dans la même articulation.

La comparaison était alors des plus aisées.

Il avait eu une arthrite légère, qui après elle avait laissé des craquements appréciables par les mouvements imprimés aux surfaces en contact ; il avait en même temps de la laxité qui déterminait le bruit de *claquement* lorsqu'on écartait brusquement ces mêmes surfaces.

Ce bruit n'est pas appréciable dans toutes les articulations ; il est surtout sensible aux doigts, aux poignets et à l'épaule.

Son intensité, fort variable, est en raison directe de la laxité. Lorsque celle-ci est considérable, le claquement acquiert une certaine sonorité, il peut être entendu à distance. Le malade se rend compte de sa production ; lorsqu'on exerce sur les articulations un mouvement de traction, il vous avertit de la sensation qu'il ressent. Certains de nos malades nous ont dit qu'ils éprouvaient cette sensation particulière de claquement dans les articulations des membres supérieurs, chaque fois qu'ils font effort pour soulever de terre un fardeau un peu pesant.

Nous avons vu que les articulations atteintes de laxité

ne sont pas spontanément douloureuses ; la douleur ne se manifeste pas davantage pendant l'examen que l'on fait subir au malade. Toutes les manipulations exercées sur l'articulateur sont indolentes. Chaque fois que nous produisions un mouvement anormal ou forcé, nous ne manquions pas de demander si nous déterminions de la douleur. La réponse était toujours négative. Le malade nous encourageait même à exagérer encore le déplacement : « Vous pouvez aller plus loin, nous disait-il. » De sorte que certains mouvements forcés n'ayant, pour ainsi dire, pas de limites, nous nous arrêtions dans la crainte de produire une luxation.

Tels sont les phènomènes du côté de l'articulation.

Disons quelques mots de l'état du système musculaire.

Chez tous nos sujets, les muscles sont mous et flasques, certains groupes sont atteints d'atrophie manifeste.

Chez deux sujets que nous avóns pu observer plus longuement et plus complètement que les autres, l'atrophie est étendue à tous les muscles des membres d'un même côté. Et cette atrophie frappe à première vue, lorsqu'ón examine, par comparaison, les membres du côté opposé.

L'atrophie du deltoïde produit un méplat contrastant avec la rondeur de son congénère. Celle des muscles du bras et de l'avant-bras donne à ces segments un aspect de gracilité et de macilence.

Le contraste, moins marqué du côté des membres intérieurs, est néanmoins appréciable, au moins chez l'un de ces deux malades. Chez l'autre, toute comparaison est impossible ; il a, en effet, une coxalgie bilatérale.

Celle du côté opposé à l'atrophie du membre supérieur date de l'enfance et a déterminé un arrêt de développement de la cuisse, de la jambe et du pied.

Nous avons cherché la cause de cette atrophie sans pouvoir nous l'expliquer bien clairement. Au membre supérieur, l'un de nos malades ne présente aucun trouble articulaire ou autre. Le second sujet porte une luxation permanente de la tête du radius en avant, et une hydarthrose de l'articulation du coude. Mais la luxation et l'hydarthrose existent de même et au même degré du côté opposé. Au membre inférieur, le premier malade ne peut entrer en ligne de compte en raison de sa coxalgie double et de son arrêt de développement. Le second a eu de l'hydarthrose du genou ; mais l'hydarthrose a de même existé au même degré dans le genou opposé.

Ainsi, dans un cas, l'atrophie ne coïncide avec aucune lésion locale. Dans l'autre, il existe des désordres articulaires, suffisant amplement pour rendre compte de l'atrophie, mais ces désordres se reproduisent symétriquement du côté opposé qui n'est pas atrophié.

Dans les deux cas l'atrophie porte sur les membres gauches et nos malades sont droitiers. Faut-il en conclure que les muscles qui travaillent davantage se nourrissent mieux et se sont mieux développés ?

Faut-il expliquer cette asymétrie du système musculaire par le *défaut d'harmonie* entre les diverses parties du corps qu'on a signalé chez les sujets lymphatiques ?

Les deux influences se sont-elles ajoutées ?

Nous n'oserions trancher la question.

Quoi qu'il en soit, la laxité est beaucoup plus marquée,

toutes choses égales d'ailleurs, du côté des membres atrophiés.

Nous devons compléter ce tableau général par une étude plus détaillée des mouvements forcés ou anormaux que l'on peut produire dans les articulations relâchées.

A. MEMBRES SUPÉRIEURS.

1° *Doigts*. Le mouvement volontaire qui accuse surtout la laxité est l'extension. Celle-ci s'exagère au niveau des articulations du métacarpe avec les phalanges et des phalanges entre elles. Les doigts décrivent alors une courbe à concavité dorsale, dont la forme est irrégulière mais se rapproche d'une portion d'ellipse. Sa concavité

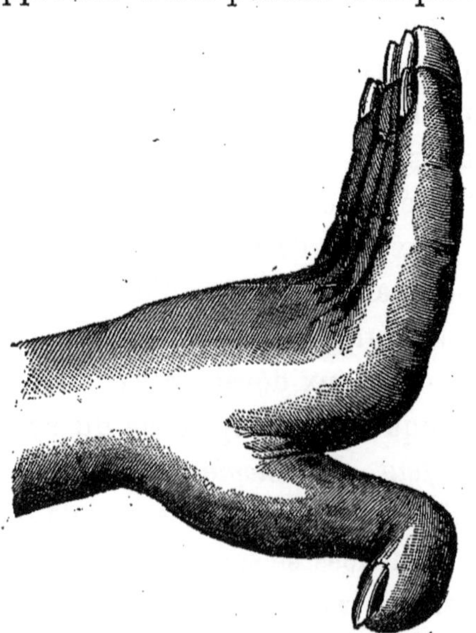

Fig. 2.

varie avec le degré de la laxité. Cette courbe s'arrête brusquement à la tête des métacarpiens avec l'axe desquels elle forme un angle qui chez un de nos malades était de 140 degrés.

Si l'on admet que dans l'extension normale les phalanges forment avec les métacarpiens des colonnes rectilignes, il en résulte que dans ce cas l'axe des doigts forme avec l'axe prolongé des métacarpiens un angle de 40°.

Cet angle de 40° est en réalité celui qui mesure l'étendue du mouvement anormal.

Si l'on force le mouvement d'extension, en immobilisant le carpe et le métacarpe et en pressant sur la surface palmaire des doigts, on porte aisément ceux-ci à angle droit, 90°.

L'extension volontaire du pouce va fréquemment jusqu'à la luxation. Nous avons pu renverser la seconde phalange du pouce vers la face dorsale de la première au point d'obtenir un angle de 70°, c'est-à-dire que la seconde phalange faisait avec l'axe prolongé de la première un angle d'extension égal à 110° !

Ailleurs la luxation se produit au niveau de l'articulation métacarpo-phalangienne ; la seconde phalange étant alors fléchie, la colonne métacarpo-phalangienne brisée prend la forme d'un Z.

Les mouvenents de latéralité sont alors des plus accentués. Les doigts chevauchent les uns sur les autres avec une facilité extrême.

Le mouvement de traction produit l'étranglement circulaire et le claquement.

2° *Poignet*. L'extension volontaire du poignet a été dans certains cas de 100°; l'extension forcée de 90°. En d'autres termes, la main faisait avec l'axe prolongé des os de l'avant-bras des angles de 80° dans le premier cas, de 90° dans le second.

La flexion volontaire était de 92, et la flexion forcée de 68°, soit des angles de 88° et de 112° avec l'axe prolongé de l'avant-bras.

L'inclinaison du bord cubital de la main était : volontaire de 95°, forcée de 85°, soit des angles de 85° et de 90° avec l'axe du cubitus.

L'inclinaison du bord radial, le pouce accolé aux autres doigts, était : volontaire de 100°, forcée de 95°, soit des angles de 80° et 85° avec l'axe du radius.

Au poignet le mouvement de traction produit l'étranglement circulaire et un bruit de claquement des plus francs.

Le mouvement de circumduction est très étendu.

5° *coude*. — Au coude, la laxité est démontrée par des mouvements anormaux d'extension et de latéralité.

Le mouvement d'extension existait à des degrés variables chez tous nos malades.

Le bec de l'olécrâne s'opposant à ce mouvement à l'état physiologique, il faut admettre une grande laxité des ligaments antérieurs et antéro-latéraux, lorsqu'il devient possible.

Il est vrai que la perforation de la lamelle osseuse qui sépare les cavités coronoïde et olécrânienne en faciliterait l'exécution.

Mais cette anomalie n'existait pas chez nos malades,

ainsi qu'il était facile de s'en convaincre. En effet, dans les cas où le mouvement d'extension du coude devient possible par suite de la perforation de la cloison osseuse coronoïdo-olécrânienne, le bec de l'olécrâne s'engage dans cette perforation et la grande cavité sigmoïde du cubitus n'abandonne pas la trochlée humérale. Dans nos observations, au contraire, le bec de l'olécrâne prenait un point d'appui sur cette lamelle osseuse et la cavité sigmoïde se séparait manifestement de la trochlée.

Une autre lésion favorise encore la production du mouvement d'extension, c'est la luxation en avant de la tête du radius.

L'un de nos sujets est atteint de luxation bilatérale des radius en avant.

L'avant-bras, dans le mouvement volontaire d'extension, forme avec le bras un angle de 150°, soit 30° avec l'axe prolongé de l'humérus (fig. 3).

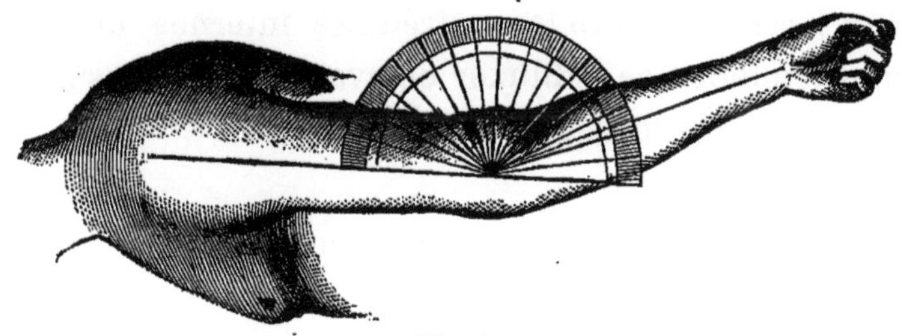

Fig. 3.

Les mouvements de latéralité sont très appréciables, lorsqu'en immobilisant l'humérus on imprime à l'avant-bras des mouvements alternatifs d'adduction et d'abduction ; ils s'accompagnent d'un claquement obscur, mais sont difficiles à mesurer en raison de la disposition spéciale de la région.

4° *Epaule*. — Bien que l'épaule jouisse d'une sorte de laxité physiologique, il est facile de faire la part de la laxité anormale.

Nous avons cité le cas d'un étudiant en médecine qui produit à volonté la luxation sous-glénoïdienne. L'exagération des mouvements normaux est parfois incroyable. Nous avons pu amener les coudes au contact en arrière du rachis et même les faire chevaucher l'un sur l'autre de plusieurs centimètres chez l'un de nos malades. Il est est vrai que dans ce mouvement les extrémités internes des clavicules font saillie en avant.

Le mouvement de traction s'accompagne d'une dépression deltoïdienne circulaire, qui répond à l'étranglement des jointures superficielles. On peut alors introduire plusieurs doigts entre la tête de l'humérus et la cavité glénoïde.

5° *Clavicule*. — Lorsqu'on porte simultanément les deux bras en arrière les extrémités internes des clavicules tendent à se subluxer en avant et font sous la peau une saillie très marquée.

B. Membres inférieurs.

La laxité est moins facile à apprécier aux membres inférieurs qu'aux membres supérieurs, ce qui tient en partie à la nature même des articulations ; néanmoins, là encore, elle est indéniable.

1° *Orteils*. — Le mouvement d'extension volontaire des orteils peut aller jusqu'à l'angle droit.

Le mouvement d'extension forcé le dépasse.

Un de nos sujets produisait, simultanément, l'extension de la première phalange du pouce et la flexion de
la seconde. Le gros orteil prenait alors une disposition
en S des plus singulières (Fig.).

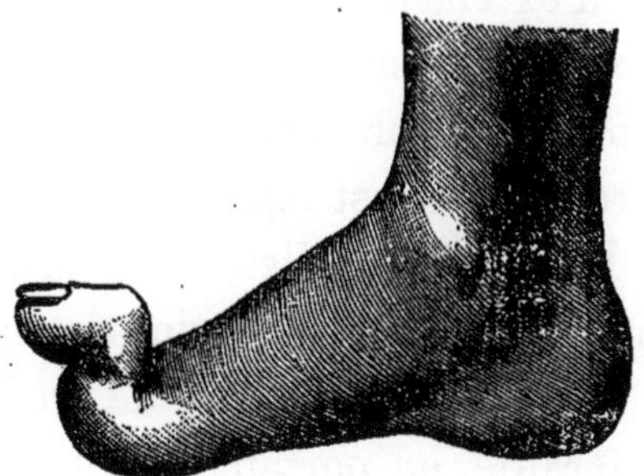

Fig. 4.

Les mouvements de latéralité sont très accentués, les
malades font volontairement chevaucher le gros ortëil
sur la face dorsale des orteils voisins.

2° *Tarse et métatarse.* — Deux de nos malades présentaient de la tendance au pied-plat ; ce qu'explique facilement le relâchement du ligament plantaire. La voûte
du pied est affaissée, la courbure dorsale effacée. Mobilité exagérée dans tous les sens.

3 *Articulation tibio-tarsienne.* — La laxité peut être
assez considérable pour permettre de renverser alternativement le pied en dehors et en dedans, de manière à ce
qu'il regarde le sol par son bord externe ou par son bord
interne.

Lorsque le malade relâche les muscles de la jambe,
le pied ballotte dans tous les sens.

Les mouvements de flexion et d'extension sont beaucoup plus marqués qu'à l'état normal. La traction pro-

duit l'étranglement et permet, dans certains cas, d'introduire la pulpe de l'index entre les surfaces articulaires.

4° *Genou.* — Ici encore les mouvements anormaux d'extension et de latéralité décèlent la laxité. Dans le mouvement d'extension on sent manifestement les plateaux du tibia s'écarter des condyles en arrière.

Une profonde ancoche transversale se produit au-dessous de la rotule qui est légèrement refoulée en haut, tandis que les parties molles se plissent transversalement au niveau du cul-de-sac synovial supérieur. En immobilisant le fémur, il est facile de produire des mouvements de latéralité, en portant alternativement la jambe en dedans et en dehors. Il est facile d'apprécier avec la pulpe de l'index le degré d'écartement qui sépare le plateau du tibia du condyle correspondant du côté opposé au mouvement ; mais comme au coude, la mensuration angulaire est presque impossible, en raison de la structure de l'articulation et de la direction des os.

5° *Hanche.* — La mobilité est exagérée dans tous les sens. L'extension est telle, que le talon peut être facilement porté au contact de la dernière vertèbre lombaire. La flexion forcée n'est limitée que par le contact de la face antérieure de l'abdomen et du thorax, le rachis étant immobilisé contre un plan résistant.

Dans l'abduction, la cuisse peut être portée assez loin pour former avec le plan latéral du tronc, un angle moindre que l'angle droit.

Chez un de nos malades, les tractions exercées sur le membre inférieur, le bassin étant immobilisé, et les deux épines iliaques antéro-supérieures sur la même ligne, produisait un allongement réel de 2 centimètres.

4° *Rachis*. La laxité peut aussi porter sur les articulations des vertèbres. — Nous avons rapporté précédemment les exercices auxquels pouvaient se livrer les sujets atteints de laxité.

L'un de nos malades dans le mouvement d'extension de la colonne cervicale amène l'occiput à 3 centimètres des premières dorsales. Les mouvements de flexion antérieur et latéraux ne sont limités que par le sternum et par les épaules.

Marche de la laxité.

La marche de la laxité est entièrement subordonnée à sa cause ; principalement lorsqu'il s'agit d'une influence générale, lésion nerveuse centrale, inanition, cachexie, marasme, mais c'est surtout pour le relâchement lié au lymphatisme ou à la scrofule que cette proposition est vraie.

Si la dystrophie constitutionnelle suit une marche régressive, sous l'action d'une bonne hygiène et d'un traitement approprié, la laxité devient en quelque sorte latente et finit probablement par disparaître.

Les muscles récupèrent peu à peu l'intégrité de leurs fonctions et comme par leur tonicité ils jouent un rôle actif dans la coaptation des surfaces articulaires et dans la limitation des mouvements, la laxité devenue purement ligamenteuse reste dissimulée.

Sous l'influence de l'amélioration de la constitution, les échanges organiques se modifient dans un sens favorable, l'économie se débarrasse des liquides en excès, les tissus s'affermissent et peu à peu reprennent leurs caractères normaux.

Les ligaments subissent, sans doute, cette heureuse influence, se condensent, se rétractent peu à peu et perdent une laxité qui n'a plus de raison d'être.

Il est fort probable que la laxité articulaire existe dans tous les cas de lymphatisme et de scrofule à un moment donné. Néanmoins cette difformité articulaire ne s'observe pas chez tous les sujets qui ont présenté dans l'enfance des caractères du tempérament lymphatique, ce qui viendrait à l'appui de notre proposition.

Malheureusement les désordres ne suivent pas toujours cette évolution. Dans nombre de cas, la laxité est persistante, soit que l'état général s'aggrave, soit qu'il reste stationnaire ; elle devient alors la cause prédisposante ou le premier degré de diverses complications.

COMPLICATIONS

DU ROLE DE LA LAXITÉ ARTICULAIRE DANS LA PRODUCTION DES ARTHROPATHIES.

Il nous a paru intéressant d'étudier la laxité surtout cause de ses rapports avec certaines arthropathies.

Le relâchement articulaire est quelquefois l'effet souvent la cause des maladies des jointures.

Nous avons vu au chapitre de l'étiologie le rôle des luxations, de l'entorse, de l'hydarthrose, etc., etc., de la pathogénie de la laxité ; ce n'est pas le lieu d'y revenir

Nous allons établir dans ce paragraphe qu'une articulation atteinte de relaxation est exposée à la plupart des maladies articulaires, que celles-ci soient inflammatoires ou traumatiques. Quelques considérations préliminaires ne seront pas inutiles.

Nous devons, tout d'abord, dire que plusieurs facteurs entrent en jeu dans le mécanisme des complications.

La laxité en elle-même ne peut jouer en effet que le rôle de cause prédisposante dans la majorité des cas. Par suite du défaut de coaptation et de la mobilité anormale qu'elle entraîne, elle laisse les extrémités articulaires abandonnées aux mouvements forcés et aux déplacements, elle expose les parties molles aux tiraillements, aux torsions, aux froissements. D'autre part les tissus ont subi dans leur structure, du fait de l'élongation, des altérations qui ont diminué leur vitalité et les dispose par conséquent à subir les impressions morbifiques. La laxité, en un mot, fait de la jointure qui en est atteinte un *locus minoris resistentiæ*. Mais cet état peut rester latent, tant que n'intervient pas une cause déterminante. Celle-ci d'ailleurs varie suivant les circonstances. Bien que dans les cas les mieux établis, elle se présente sous forme d'un traumatisme, nous sommes persuadé qu'une foule d'autres causes peuvent être invoquées dans la pathogénie des complications de la laxité.

L'abaissement considérable et subit de la température aura une action élective sur ce lieu de moindre résistance.

Les inflammations de voisinage se propageront plus aisément à ces tissus prédisposés.

Les maladies aigües générales auront de ce côté des

manifestations locales plus accentuées et plus durables.

Les maladies constitutionnelles agiront dans le même sens.

La nature du relâchement et l'état général du malade méritent aussi d'être pris en considération. La laxité monoarticulaire, celle qui est due à la faiblesse des muscles exposent plutôt aux complications traumatiques. La laxité polyarticulaire liée au lymphatisme ou à la scrofule expose, non seulement aux complications traumatiques, mais aussi aux complications inflammatoires.

C'est dans ces derniers cas que la laxité peut être considérée moins comme la cause prédisposante que comme le premier degré des arthropathies.

On a divisé l'évolution de la scrofule en périodes: primitive, secondaire, tertiaire et quaternaire; les manifestations de la troisième période renfermant les lésions des os et des articulations. Nous pensons qu'il y a un enchaînement suivi entre la laxité articulaire et les arthropathies scrofuleuses. Dans cette maladie constitutionnelle, la laxité n'est en effet que l'expression d'une mollesse et d'une imbibition morbides des ligaments et des parties molles qui leur sont connexes, synoviale en particulier.

Cet état peut rester plus ou moins longtemps stationnaire, mais à l'occasion de la moindre cause adjuvante, il évolue dans le sens d'une désorganisation plus avancée, par un processus à allures sourdes et chroniques.

La clinique vient d'ailleurs confirmer hautement ces propositions, ainsi qu'il est facile de s'en rendre compte en consultant nos observations.

Ayant pris ces points de repère, nous pouvons aborder l'histoire particulière de chaque complication.

A. COMPLICATIONS INFLAMMATOIRES

1° *Arthrite aiguë*. Nous n'avons pas observé d'inflammations articulaires à évolution rapide chez nos malades, néanmoins, nous n'hésitons pas à admettre l'arthrite aiguë au nombre des complications possibles de laxité.

Nous ne pouvons que répéter ici qu'un traumatisme, une inflammation de voisinage, certaines maladies générales auront une action plus puissante sur un point où la vitalité est amoindrie.

2° *Arthrites chroniques*. L'influence du lymphatisme et de la scrofule sur le développement des inflammations chroniques des articulations est un fait connu et admis sans conteste par tous les auteurs. Les classiques ne manquent pas de rapporter l'hydarthrose spontanée à des maladies constitutionnelles : lymphatisme, scrofule, rhumatisme.

La tumeur blanche est si fréquemment liée à ces mêmes dystrophies constitutionnelles qu'on l'a dénommée *tumeur lymphatipue, tumeur scrofuleuse*. La citation suivante est des plus catégoriques.

« Si l'on entend par tempérament la prédominance chez un individu de tel principe, de tel élément organique, il est certain que le lymphatisme prédispose aux tumeurs blanches en général et à la coxalgie en particulier. Nous venons de constater que les enfants sont le plus spécialement victimes de cette affection ; or chez beaucoup d'entre eux, le lymphatisme domine et, si nous remarquons que les enfants pauvres deviennent plutôt coxalgiques que les riches, c'est que les conditions d'existence de ceux-là, loin de corriger les effets de cette prédisposition première ne font qu'en accentuer davantage les principaux caractères. Les os des enfants sont dans une constante évolution de développement, ils sont plus spongieux, plus mous, plus musculaires, leur substance compacte est plus mince ; les *ligaments*, les *capsules articulaires sont plus lâches*. D'autre part leur système sanguin est bien développé et rempli d'un sang riche en sérum et en fibrine, pauvre en globules. « Ce sang, dit Lecocq, donne facilement lieu à des exsudations séro-fibrineuses, et celles-ci ne tendent pas à la résorption, mais bien à l'organisation soit sous la forme purulente, soit sous la forme moins embryonnaire, cellulo-vasculaire. Les tissus articulaires sont prédisposés à devenir le siège de pareilles exsudations et lorsqu'elles s'y produisent, on y voit se développer toutes les lésions qui caractérisent les tumeurs blanches. » Or les causes de dénutrition, si nombreuses dans les classes pauvres, viennent trop souvent entraver l'apport régulier de matériaux assimilables, tels entre autres, la mauvaise aération, l'alimentation insuffisante (1).

Le seul fait que nous ayons l'intention de faire ressortir à propos de l'hydarthrose et de la tumeur blanche est la préexistence du relâchement des ligaments.

Nous pouvons dire en synthétisant les idées que nous

____

(1) E. Mathieu et H. Strauss. Art. Coxalgic, Dict. encycl., 1re série, t. XXII, p. 135.

avons émises au cours des chapitres précédents: Parmi les manifestations locales des dystrophies constitutionnelles, lymphatisme et scrofule, l'une des plus importantes est la laxité articulaire. Cette laxité est due à des troubles trophiques qui occasionnent selon toutes probabilités, le ramollissement et l'imbibition des ligaments, du tissu cellulaire et des autres parties fibreuses qui entrent dans la composition de la jointure. Si cet état morbide s'exagère soit par le fait de l'évolution toujours progressive de la dystrophie, soit sous l'influence d'une cause occasionnelle, il aboutit à des complications articulaires telles que l'hydarthrose ou la tumeur blanche. Nous accordons une part importante à la cause occasionnelle.

Un traumatisme, sous quelque forme qu'il se présente, contusion, entorse, luxation, fatigue, attitude habituelle vicieuse, une lésion de voisinage, détermineront une inflammation à allures peu franches, à marche lente, à symptômes obscurs, qui se propageant au tissu cellulaire sous-synovial, à la synoviale elle-même et au périoste, aboutira à la désorganisation des parties molles de l'articulation (tumeur blanche des parties molles). Exemple : *coxalgie capsulaire* de Martin et Collineau, débutant par l'état inflammatoire de l'*appareil ligamenteux*.

Le froid, le rhumatisme engendreront plutôt l'épanchement articulaire : hydarthrose.

Il importe de revenir sur les rapports du rhumatisme et de la scrofule.

Ces deux états sont souvent associés : « Le tableau du rhumatisant, dit Besnier (1), que l'on représente à peau

(1) Besnier. Art. Rhumatisme, loc. cit., p. 473.

fine, blanche et transpirant facilement, avec les muscles peu développés, s'applique surtout aux rhumatisants qui sont ou ont été scrofuleux ou lymphatiques dans l'enfance et la jeunesse, à tous les sujets qui conservent dans l'âge adulte quelques-uns des vestiges de ces maladies du jeune âge ; et il faut reconnaître qu'on le rencontre assez fréquemment réalisé. »

« La scrofule, dit Charcot (1), est un fond sur lequel l'arthrite rhumatoïde se développe fréquemment ; il n'est pas rare de voir des malades atteints des diverses formes de cette dernière affection porter au cou des cicatrices caractéristiques. »

Nous avons dit que chez le malade qui fait le sujet de l'observation IV nous sommes porté à croire que la marche spéciale des arthropathies est due précisément à ce que le rhumatisme s'est développé sur un terrain lymphatique.

L'arthrite rhumatismale, qu'elle soit aiguë, subaiguë ou chronique, laisse en effet après elle, non pas de la laxité, mais bien des déviations et des rétractions. Chez notre malade il existait préalablement à l'arthrite rhumatismale un certain degré de laxité qui a été exagéré par l'épanchement. Et ce qui nous porte à le croire, c'est que la laxité existe dans des jointures où le malade n'a jamais éprouvé de manifestations rhumatismales.

Nous croyons que cette laxité préexistante, en préparant à l'avance des cavités à parois moins résistantes et par conséquent plus spacieuses, a facilité l'épanchement.

(1) Charcot. Leçons de la Salpêtrière, XVIIIe leçon, p. 227.

Les liquides amenés par la fluxion rhumatismale se sont portés du côté où ils ont trouvé le moins de résistance, c'est-à-dire vers la cavité articulaire.

Nous savons qu'il est aussi facile de détruire les hypothèses que de les édifier ; toutefois celles-ci nous paraissent reposer sur des bases logiques et répondre aux données de la clinique. Dans le petit groupe d'observations que nous avons recueillies, nous trouvons à l'actif des complications inflammatoires : des arthrites sans épanchement, des hydarthroses, des tumeurs blanches, coxalgies et mal de Pott.

Le malade a la coxalgie double, présente de l'arthrite du coude droit avec craquements, de l'arthrite avec déformation de l'articulation métatarso-phalangienne du gros orteil droit ; de l'hydarthrose de l'articulation calcanéo-cuboïdienne.

L'un de nos sujets a des hydarthroses bilatérales des genoux et des coudes, il offre en outre une luxation bilatérale des radius en avant.

Le sujet atteint du mal de Pott a eu d'autre part une coxalgie gauche.

B. COMPLICATIONS NON INFLAMMATOIRES.

1. Déviation.

a) Déviations rachidiennes. Nous avons eu occasion de signaler l'opinion des auteurs qui admettent des déviations rachidiennes purement ligamenteuses. Sans aller aussi loin, nous pensons que la laxité articulaire est une cause prédisposante de certaines déviations.

1° *Cyphose.* Bouvier et P. Bouland (1) se demandent si la seule *faiblesse des muscles et des ligaments* peut produire la cyphose. Peu disposés à admettre cette cause dans la cyphose de l'enfance, ils la considèrent comme de la plus haute importance chez les adolescents. « Lors donc que la tonicité musculaire est affaiblie, le rachis, abandonné à la seule résistance de ses ligaments, se plie dans le sens de la courbure naturelle et l'augmente encore. »

Des causes nombreuses produisent ce résultat ; mais ici encore la faiblesse de la constitution, le lymphatisme et la scrofule sont surtout invoqués comme cause prédisposante. Quant à la cause occasionnelle, c'est le plus souvent une attitude habituelle : position des enfants qui dessinent, des jeunes filles qui cousent ou brodent pendant trop longtemps.

2° *Lordose.* L'ensellure peut se produire sous les mêmes influences. La laxité des ligaments favorise l'action de toutes les causes qui tendent à produire l'incurvation du rachis en avant. Ces causes occasionnelles sont : les professions qui obligent les sujets à se tenir cambrés (marchands chargés d'un éventaire), l'ascite, les tumeurs ovariques, etc., etc.

Venzel, cité par Bouvier et P. Bouland, parle d'un homme qui contracta une lordose pour avoir reçu aux lombes, dans son enfance, de fréquents coups de poing.

On observe la lordose chez les jeunes femmes d'une

(1) Bouvier et P. Bouland. Art. Rachis (déviation), Dict. encycl., 3e série, t. I, p. 527.

constitution faible et qui ont des grossesses trop répétées. Maisonabe (1) signale deux cas dans lesquels la lordose persista après l'accouchement, « On suppose que dans ces cas *les ligaments intervertébraux ont éprouvé un relâchement* analogue à celui des symphyses du bassin. » (Bouvier et Bouland, loc. cit. p. 535.)

A côté de la lordose d'origine ligamenteuse, signalons la lordose paralytique.

3° *Scoliose*. Nous savons que Malgaigne considère le relâchement des ligaments comme une des causes premières de l'inflexion latérale du rachis. Cette opinion nous paraît d'autant plus acceptable que chez une jeune fille lymphatique, dont nous relatons l'observation, il existe, outre une scoliose droite, un relâchement très marqué des articulations des membres.

b) Autres déviations.

1° *Pseudo-varus*. Rappelons pour mémoire le pseudo-varus, décrit par M. Guéniot. Cette déviation des pieds reconnaît pour cause première l'attitude vicieuse du fœtus dans l'utérus. Elle est entretenue par la laxité des ligaments qu'a engendrée cette attitude.

Malgaigne (2) rapporte que Chaussier observa un enfant atteint de pied-bot qui présentait en même temps neuf luxations.

2° *Pieds-plats*. Chez deux de nos sujets la voûte plantaisse est affaissée, la cambrure du pied est effacée. Cet état, qui coïncide avec une mobilité remarquable des ar-

(1) Maisonabe. Journ. des difformités, n° 2, 1825.
(2) Malgaigne. Leçons d'orthopédie recueillies et publiées par MM. F. Guyon et F. Panas, 1862, p. 114.

ticulations du pied dans tous les sens, n'est accompagné ni de douleurs ni de contractures: Nous l'attri-
buons au relâchement du ligament plantaire et des liens
fibreux du tarse. Peut-être n'est-il pas sans rapport avec
une hydarthrose de l'articulation calcanéo-cuboïdienne
que nous avons constatée chez Müller.

3° *Déviation des genoux*. La déviation des genoux peut
être une conséquence de la laxité. « J'ai vu, dit Malgaigne, des genoux dont les ligaments étaient très
relâchés, se dévier en dehors pendant la marche ; mais
cela avait pour but de suppléer par la position à la solidité qui manquait à l'articulation. » Et plus loin :
« La faiblesse trop grande de l'enfant débile et de l'a-
dolescent qui prend une croissance trop rapide, fait que
le poids du corps n'est supporté qu'avec peine par le
membre inférieur, dont la direction naturellement obli-
que en dedans s'exagère. » P. 184: (Loc. cit.)

2° *Relâchement des symphyses*. « Quelques altérations
particulières individuelles, une *laxité morbide* des symphyses prédisposent aux glissements et aux luxations
des os du bassin (1). »

Le relâchment des symphyses est encore considéré
comme la cause prédisposante à la rupture des symphyses pubienne et sacro-iliaques pendant l'accouchement.

Les auteurs ne s'expliquent pas sur les causes qui
amènent ce relâchement des articulations ; mais si l'on
tient compte qu'il se produit ordinairement chez les

____

(1) A. Courty. Art. Bassin, Dict. encycl.

jeunes femmes à *constitution faible*, qu'il s'étend quelquefois à d'autres articulations(vertèbres lombaires,d'où lordose), on n'est pas éloigné de penser que la scrofule et le lymphatisme ne sont pas étrangers à ces désordres.

Quoi qu'il en soit,le relâchement des symphyses par la grossesse persiste après l'accouchement ; il mérite d'être rapproché de la laxité parce qu'il est souvent suivi d'arthrite, de sacro-coxalgie et de luxation spontanée des symphyses.

C. COMPLICATIONS TRAUMATIQUES.

Entorses et luxations. Le rôle de la laxité articulaire dans la production de l'entorse et de la luxation est relaté par tous les auteurs. C'est même presque exclusivement à propos de ces déplacements articulaires, que se sont fait jour les nombreuses opinions que nous avons invoquées à l'appui de notre thèse.

La laxité une fois constituée, quelle que soit sa cause première, se complique d'entorse ou de luxation sous l'influence de l'une des causes vulgaires des déplacements.

Le relâchement des jointures intervient dans toutes les variétés de luxations acquises ou congénitales.

1. — Luxations et entorses non congénitales. Les cas dans lesquels le rôle de la laxité préexistante est plus marqué sont :

a) *Les luxations par contraction musculaire.* Ex.: Luxation de la mâchoire inférieure dans le bâillement, le vomissement, le rire, les cris, les convulsions.

Luxations de l'épaule dans l'action de soulever un

fardeau, d'exercer une traction, de donner un soufflet. Sue (1) rapporte l'histoire d'une fille de 25 ans, épileptique, qui se luxait l'épaule à chaque accès.

Luxation de la hanche : Cas de Périni dans lequel de violentes convulsions déterminèrent une luxation du fémur, chez un homme qui avait pris 15 centigrammes de strychnine.

b) *Les luxations volontaires*, qui peuvent rentrer dans le groupe précédent : Luxation volontaire du pouce, du grand os de l'épaule, des deux clavicules ; cas de Putégnat (2) du fémur. M. Maurice Perrin a réuni 15 cas de luxations volontaires du fémur (3).

c) *Les récidives permanentes*. Cas de *Levison* (journal de Malgaigne, 1846) : Vieux gentleman venant trouver l'auteur pour savoir ce qu'il pouvait faire pour empêcher sa mâchoire de se déranger de sa place.

Cas de *Dupuytren* : 1° Jeune fille atteinte de luxation bilatérale de la mâchoire qui, après réduction, rit à gorge déployée et reproduit à l'instant la luxation.

2° Etudiant qui se luxa l'humérus plus de cent fois.

Cas de *Volkmann* : Femme à laquelle il réduisit la rotule plus de cent fois en un an.

Cas de *Sédillot* : Ivrogne qui se luxait le bras gauche chaque fois qu'il le levait brusquement.

d) *Les luxations symptomatiques*.

Cas de *Sédillot* : Jardinier atteint d'une luxation de

---

(1) *In* Casius, cliniq. chir. de Desault, 1803, t. II, p. 364.

(2) Putégnat. Mélanges de chirurgie, 1849.

(3) M. Perrin. Mém. sur 15 cas de lux. vol. du fémur. Soc. chirurg., 1859, t. X, p. 12.

la cuisse, consécutive à des hydarthroses, sans autre cause que des mouvements de flexion du corps assez ordinaires. Ce cas mérite à tous égards d'être rapproché de nos observations personnelles.

Cas de *Volkmann* et de *Roser* : Luxations du genou consécutives à des hydarthroses.

Cas de *Volkmann* : Luxation de l'épaule observée par Turnbull, consécutivement à une hydarthrose.

Cas de *A. Cooper* : Malade qui, à la suite d'une extension excessive, exercée pendant une heure comme châtiment, se luxait l'épaule avec la plus déplorable facilité.

II. *Luxations congénitales*. — Nous avons eu occasion d'en parler longuement au chapitre de l'étiologie et nous rapportons plus loin quelques observations.

On les a observées pour la plupart des articulations.

Cas de Cruveilhier, Bouvier, Quérin, Chaussier, Robert, etc. : Luxation du genou, en arrière, en dedans, en avant (1).

Cas de Paletto, Chélius, Wurtzer : Luxations de la rotule.

Cas de W. Schmit, Gaillard-Duval. — J. Guerin, Nélaton : Luxation de l'humérus.

Cas de Dupuytren, Adams, Cruveilhier : Luxation du coude.

Cas de Adams, Nélaton, Sandifort, Dubois, Verneuil, Deville, Smith, Chassaignac : Luxation du Radius.

Cas de Marrigues, Guérin, Smith, Cruveilhier : Luxation du poignet.

____

(1) Hibon. Loc. cit.

Cas de Chaussier, A. Bérard, Robert, Malgaigne : Luxations des doigts et des phalanges.

Cas de Smith, V. Aumon, Guérin : Luxation de la mâchoire.

Dans nos observations, nous relevons : Luxations de l'épaule, de la hanche et entorse de l'articulation tibio-taisienne chez le même sujet.

Luxation de la hanche antérieure à une coxalgie.

Luxation symptomatique de la hanche consécutive à une coxalgie.

Luxations bilatérales des radius, probablement congénitales.

PRONOSTIC DE LA LAXITÉ ARTICULAIRE.

Le pronostic de la laxité articulaire découle de l'étude que nous venons de faire.

Ce que nous allons en dire, résumera les chapitres précédents.

Nous avons vu que la laxité est :

1° Ligamenteuse.

2° Musculaire.

3° Mixte.

1° *Laxité ligamenteuse* : Les muscles ont conservé tout leur développement et toutes leurs forces. Ex. : bate-leurs. — Ils suffisent la plupart du temps à maintenir les os en contact et à limiter les mouvements. Les complications sont peu fréquentes, reconnaissent pour cause le traumatisme et ne se produisent que dans les

cas où la violence extérieure surprend, en quelque
sorte, dans le relâchement, les muscles qui devraient
lutter contre son action. Néanmoins les accidents sont
peut-être moins rares qu'on l'imagine. Nous avons in-
terrogé deux saltimbanques à ce point de vue. L'un
d'eux nous a appris qu'il avait gardé le lit à quatorze
reprises différentes à propos d'entorses de l'articulation
tibio-tarsienne droite. Il avait eu fréquemment des entorses du poignet gauche et une luxation de l'épaule
droite. Afin de protéger les articulations les plus expo-
sées, il portait dans ses exercices, des bracelets de cuir
souples et serrés, aux poignets et aux chevilles.

L'autre se plaignait d'une faiblesse telle des articulations scapulo-humérales qu'il ne pouvait soulever un
fardeau un peu pesant. Il est d'ailleurs bien entendu
que si ces sujets sont atteints de lymphatisme ou de
scrofule, il ne sont pas à l'abri des complications de
cette nature.

Chassaignac (1) rapporte le cas d'un saltimbanque
chez lequel existait *affaiblissement congénital du système ligamenteux* augmenté par des manœuvres exa-
gérées. Il présentait une luxation bilatérale du fémur,
en haut et en dehors et pouvait transformer les luxations iliaques en luxations ischiatiques.

2° *Laxité musculaire.* — La laxité peut reconnaître
pour cause la faiblesse musculaire ; le système ligamenteux conservant, au moins dans le début, sa longueur normale et sa tenacité.

(1) Chassaignac. Bull. de la Soc. de chirurg., t. III, p. 391.

Le pronostic varie suivant que la laxité s'accompagne d'une impotence complète : (paralysie localisée, paraplégie ou hémiplégie, paralysie pseudo-hypertrophique de l'enfance); ou qu'elle permet encore au malade une certaine activité (émaciation, atrophie sans paralysie).

Dans le premier cas, la laxité n'est qu'un épiphénomène sans valeur, comparé à l'importance des autres désordres. Elle n'expose pas aux complications au même titre que les autres variétés de laxité, le malade étant condamné à un repos forcé.

Toutefois, comme dans ces cas la laxité est considérable, il suffit d'un traumatisme léger pour produire des luxations.

Cas de Malgaigne : Double luxation coxo-fémorale chez un hémiplégique ; Cas du Prof. Verneuil : luxations dues à la paralysie des muscles pelvi-trochantériens, etc.

En outre, la paralysie persistante amène tôt ou tard l'allongement des ligaments et la laxité devient mixte. Dans le second cas, la laxité est plus grave; en mettant à part les cas où l'émaciation et les atrophies sont arrivées à un degré assez avancé pour réduire les malades à l'immobilité, ces états sont compatibles avec une certaine activité ; les sujets marchent, agissent et s'exposent par conséquent aux traumatismes et aux autres causes morbifiques.

Les maladies du système nerveux centrales se compliquent fréquemment d'arthropathies. Il faut savoir rattacher ces troubles trophiques à leur véritable cause et ne pas les mettre sur le compte de la laxité.

3° *Laxité mixte.* — Le pronostic de la laxité à la fois ligamenteuse et musculaire est naturellement plus grave que celui des variétés précédentes. Nous avons vu que la laxité devient mixte à une certaine période des paralysies ; mais les cas ou la parésie musculaire s'ajoute habituellement au relâchement ligamenteux, les cas types, se rencontrent chez les lymphatiques et les scrofuleux. C'est chez eux que l'on observera le plus fréquemment les complications articulaires, et cela non seulement à cause du genre de la laxité, mais aussi à cause de l'état général.

La dystrophie constitutionnelle qui a présidé au développement de la relaxation, intervient encore de la façon la plus tristement efficace, pour engendrer les complications.

DIAGNOSTIC

Le diagnostic de la laxité est basé sur l'étendue exagérée des mouvements volontaires et la possibilité de produire des mouvements anormaux, sans provoquer de douleurs.

Deux autres symptômes, confirmatifs des précédents, sont l'étranglement circulaire et les claquements qui se produisent au moment où l'on exerce une traction sur l'un des segments pendant que l'autre est immobilisé.

Pour reconnaître l'étendue de la laxité, on pourra recourir au procédé que nous avons employé chez nos malades.

Il est indispensable d'étudier séparément le diagnostic différentiel de la laxité non congénitale et de la laxité congénitale.

A. DIAGNOSTIC DE LA LAXITÉ NON CONGÉNITALE

1° *Luxations. Fractures.* Une luxation ancienne ou une fracture épiphysaire terminée par pseudarthrose pourrait simuler la laxité articulaire. Mais en pareil cas, les antécédents, la notion étiologique, les changements de rapport des os, le déplacement du centre des mouvements suffiront pour faire éviter toute erreur. La mensuration comparée des os symétriques pourrait aussi rendre des services en pareil cas.

2° *Ostéite de l'adolescence.* L'ostéite de l'adolescence avec décollement des épiphyses donne lieu à une mobilité anormale dont le centre est voisin de l'articulation. Mais les symptômes locaux et généraux sont tellement différents de ceux de la laxité, que ce serait créer à plaisir des difficultés que d'en vouloir faire le diagnostic.

3° *Arthropathie des ataxiques.* Cette lésion ne présente que de très lointains rapports avec la laxité, telle que nous l'avons comprise.

On peut, chez certains Ataxiques, ainsi que l'a démontré Duchenne de Boulogne, produire des mouvements anormaux très étendus, fléchir ou étendre les jointures, placer les membres dans les positions les plus variées, sans que les malades s'en aperçoivent. La dislocation de la jointure est très-fréquente ; des luxations vraies sont en quelque sorte la règle, dit le professeur Charcot (1).

Mais à côté de ces analogies grossières s'élèvent des différences considérables.

L'arthopathie des ataxiques est en effet précédée d'accès de douleurs fulgurantes, elle débute brusquement, sans prodomes, si l'on en excepte des craquements signalés dans quelques cas ; elle s'accompagne d'une tuméfaction énorme de tout le membre et cette tuméfaction se compose d'une hydarthrose considérable et d'un empâtement qui offre pour la majeure partie une consistance dure et dans lequel les symptômes ordinaires de l'œdème ne sont pas en général très accentués. Tantôt elle guérit, tantôt au contraire, elle aboutit à l'usure des surfaces osseuses ; dans tous les cas, elle ne tarde pas à être suivie des symptômes d'incoordination motrice.

4° *Affections articulaires dues à des troubles trophiques*. Au cours de la laxité d'origine musculaire, on peut voir se produire des désordres articulaires, qui sont dus à des *lésions des nerfs périphériques*, à l'*hémorrhagie*, au *ramollissement* cérébral ou à des lésions de la moëlle épinière : mal de Pott, myélite aiguë, tumeurs occupant primitivement la substance grise spinale, atrophie des cellules des cornes antérieures, lésions traumatiques de la moëlle.

Ces affections de jointures ne doivent pas être prises pour des complications de la laxité ; elles tiennent à des

(1) Charcot. Des anomalies de l'ataxie locomotrice, *In* Mouv. méd., 1873. Janvier, n° 3, février, n**s 5 et 7.

troubles trophiques liés directement aux lésions ner-
veuses.

« Elles rentrent anatomiquement dans la description
de l'arthrite aiguë ou subaiguë. » (1).

Il importe de connaître l'existence de ces arthropathies, afin de savoir les rapporter à leur véritable cause.

Nous empruntons aux leçons du professeur Charcot,
loc. cit. p. 78, les deux cas suivants qui pourront
donner une idée précise du tableau clinique de ces arthropathies liées à une lésion de la moëlle.

Ier cas. — Relaté par M. Vignés.

« Il s'agit d'une lésion de la moitié latérale gauche de la moelle
épinière déterminée par un coup d'épée. Il se produisit une hémi-
paraplégie gauche avec conservation de la sensibilité de ce côté.
Vers le douzième jour, on remarque une tuméfaction du membre
inférieur gauche tout entier, puis une arthropathie du genou correspondant. Enfin deux jours plus tard, apparut une eschare siégeant
sur la partie latérale droite du sacrum et sur la fesse du même
côté. »

IIe cas. — Relaté par MM. Joffroy et Salmon.

« Un homme fut frappé d'un coup de poignard qui lésa la moitié
latérale gauche de la moelle. On voit peu de jours après, survenir
successivement une paralysie complète du mouvement dans le
membre inférieur gauche, une diminution de la contractilité élec-
trique dans tous les muscles de ce membre, indiquant une souf-
france rapide et profonde dans leur nutrition, des eschares occupant la fesse droite (côté non paralysé du mouvement), bien que
le malade reposât parfaitement sur le dos; enfin une arthropathie
du genou gauche en tout semblable à celle du malade de M. Vi-
gnès. »

(1) Charcot. Loc. cit., n° 7, p. 77.

Dans ces cas encore, la notion étiologique, la tuméfaction du membre, l'existence d'autres troubles trophiques devront éclairer sur la véritable nature de l'arthropathie.

B. DIAGNOSTIC DE LA LAXITÉ CONGÉNITALE

La laxité congénitale peut engendrer des déformations qui simulent des lésions n'existant pas en réalité. Plus fréquemment elle est simulée par d'autres difformités.

1° *Déformation due à la laxité congénitale et simulant le pied-bot. Pseudo-varus.* M. le docteur Guéniot (1) a observé chez le nouveau-né une déformation bi-latérale des extrémités inférieures simulant à première vue le pied-bot-varus. Le pied est dans l'adduction ; la plante tournée en dedans et en arrière s'applique contre la malléole interne, et la partie correspondante du tibia ; le dos, tourné en dehors et en avant, présente une saillie considérable, formée par la tête de l'astragale. Cette attitude vicieuse paraît fixe à un examen superficiel, mais si l'on approche du feu les membres inférieurs, on voit l'enfant faire des mouvements et ramener volontairement ses pieds dans l'attitude normale, d'une façon lente et progressive.

Cette déviation congénitale que M. Guéniot a dénommée : *pseudo-varus*, ne s'accompagne pas de lésions osseuses et articulaires comme le pied-bot véritable ; on

---

(1) Guéniot. Leçon publiée dans le Journal de Lucas-Championière, 1874.

Aubeau.   8

s'en rend facilement maître en maintenant les pieds dans une bonne position par le maillot.

En pareil cas, la déformation due à une attitude vicieuse du fœtus dans l'utérus a déterminé l'allongement et le relâchement des ligaments latéraux externes de l'articulation tibio-tarsienne, et des ligaments correspondants du tarse, ainsi qu'un certain degré de relâchement et de parésie des muscles péroniers latéraux.

La laxité ligamenteuse et la faiblesse musculaire une fois développées, laissent prédominante l'action des muscles antagonistes et favorisent ainsi la persistance de la déformation.

Nous avons dit que le diagnostic est basé sur l'absence de lésions osseuses et sur le pouvoir qu'a l'enfant de ramener volontairement les extrémités dans une attitude normale lorsqu'on l'approche du feu.

2° *Difformités simulant la laxité.*

(a) *Absence d'une extrémité articulaire ou de la totalité d'un os.* Ce vice de conformation a été observé à peu près sur tous les os : tête du radius, carpe, tarse, rotule, tête ou col du fémur, etc.

Il occasionne des mouvements exagérés et anormaux qui pourraient faire croire à une laxité extrême des articulations. Mais il existe en même temps des déformations considérables qui le rapprocheraient plutôt des subluxations et des luxations congénitales. Un examen attentif permettrait d'ailleurs de constater l'absence de la portion ou de la totalité de l'os et démontrerait que le centre du mouvement ne répond pas exactement à l'articulation.

3° *Luxations congénitales*. Les luxations congénitales, comme l'absence des os, se rapprochent de la laxité par les mouvements exagérés ou anormaux qu'elles permettent. Le diagnostic devra être basé sur la déformation de l'articulation, le changement de rapport des surfaces articulaires, l'allongement ou le raccourcissement du membre et son arrêt de développement,

Malheureusement, d'une part les symptômes sont souvent obscurs chez le nouveau-né, d'autre part celui-ci n'est pas toujours soumis à un examen scrupuleux par la sage-femme ou le médecin. La difformité passe inaperçue et ce n'est qu'a une période plus avancée de la vie que les désordres sont reconnus.

4° *Décollement des épiphyses*. En 1869, M. le docteur Guéniot (1) rapportait une observation de suppuration des extrémités diaphysaires des os longs avec décollement des épiphyses. C'était le deuxième exemple du genre chez le nouveau-né.

Le premier était dû à Valleix (2). Plus tard d'autres observations se firent jour. En 1871 le professeur Parrot (3) rapporta cette lésion à la syphilis.

L'ostéite suppurée des extrémités diaphysaires, avec décollement des épiphyses donne lieu à un ensemble de symptômes qui ont beaucoup d'analogie avec la laxité.

Ier cas de M. Guéniot. — Résumé.

Janvier 1869. Garçon de 20 jours, chétif, ulcération de l'ombilic, paralysie ou inertie complète des quatre membres, qui sont

(1) Guéniot. Bull. de la Soc. de chir., 1869, t. X, p. 6.
(2) Valleix. Bull. de la Soc. de chir., 1833, t. IX, p. 188.
(3) Parrot. Arch. de physiologie, 1871-1872.

amaigris, flasques; si on les soulève pour les abandonner, ils retombent lourdement sans qu'on puisse constater la moindre contracture musculaire. Jambe et pied en quelque sorte flottants et comme appendus au fémur. Déplacements latéraux et antéro-postérieurs du tibia et du péroné, se faisant à 15 millimètres au-dessous de chaque genou. « On eut dit une fausse articulation au-dessous de l'articulation du genou qui restait complètement sain. »

Ces phénomènes sont dus aux décollements des cartilages épiphysaires à l'extrémité supérieure des deux jambes. Les articulations sont exemptes de toute altération anatomique.

IIe cas de M. Guéniot. — Résumé.

Décembre 1879. Fille de 12 jours, chétive, suppuration à l'ombilic, amenée pour fracture du bras gauche. Toute le membre supérieur de ce côté est inerte. « Ses divers segments obéissaient sans aucune réaction à la pesanteur... Bras en rotation externe si exagérée que l'on présume quelques lésions vers l'extrémité de l'humérus. » Pas de fracture. Le membre supérieur droit et les deux membres inférieurs tout en conservant certaine spontanéité des mouvements ne réagissent qu'avec lenteur et faiblesse aux excitations. Mobilité certainement atteinte. Sensibilité très diminuée. Morte à 17 jours.'

Autopsie. — OEdème séreux aux extrémités des quatre membres. Infiltration ou véritable collection de pus aux extrémités diaphysaires des os. Rupture osseuse sur l'extrémité supérieure de l'humérus gauche et sur celle du fémur droit. Ailleurs solution de continuité plus ou moins complète et pus plutôt infiltré que collecté.

On voit par ces deux observations que la mobilité anormale généralisée, due au décollement des épiphyses et accompagnée de parésie musculaire en imposerait facilement pour de la laxité polyarticulaire due à une influence générale. Les phénomènes qui permettront d'éviter l'erreur sont : le siège des mouvements anormaux en dehors de la jointure, au niveau du cartilage diaphyso-épiphysaire et l'intégrité des articulations. On devra tenir compte de l'état général particulièrement mauvais et de certains autres signes tels que la suppuration de l'ombilic.

Que la laxité soit acquise ou congénitale, il faut, lorsqu'elle est reconnue en rechercher la cause.

Les troubles musculaires : Emaciation, atrophie, parésie, paralysie, paralysie pseudo-hypertrophique ont une physionomie tellement caractéristique qu'il serait impossible de les méconnaître.

Les maladies articulaires capables d'engendrer la laxité : lésions osseuses ou des parties molles : entorse, luxation, hydarthrose, seront reconnues par les anamnestiques et par les traces que la maladie causale aura laissées du côté de l'articulation.

On sera conduit à penser que la laxité est due à une maladie générale : lymphatisme, scrofule et rhumatisme par l'absence de toute autre cause capable d'expliquer la difformité des articulations, par la généralisation des désordres et par les caractères particuliers de la dystrophie constitutionnelle causale.

Ajoutons que si ces distinctions deviennent aisées chez l'adulte, elles sont fort épineuses chez le nouveau-né.

TRAITÉMENT.

Le traitement du relâchement articulaire comprend deux indications : corriger la laxité, combattre la cause.

« Le traitement du relâchement articulaire, dit le professeur Duplay, est exclusivement palliatif et consiste dans l'emploi d'appareils prothétiques appropriés à la région et destinés à maintenir aussi solidement que possible les rapports des extrémités osseuses et à suppléer à la faiblesse des moyens d'union. » (1)

Cette proposition est de toute vérité dans le cas où la laxité est ancienne, où les ligaments ont subi des modifications de structure qui ont rendu leur allongement définitif et où le système musculaire présente un état parétique ou paralytique.

De là découle l'indication de reconnaître de bonne heure le relâchement des jointures afin de mettre entrave, autant que possible, à son développement.

A notre avis, les articulations de tout nouveau-né devraient être soumises à un examen scrupuleux et à la moindre trace de laxité, le médecin devrait intervenir en indiquant le mode d'emmaillotement, la direction à imprimer aux membres et les moyens de contention.

Son examen devrait encore être provoqué par les parents, au moment des premiers pas. Enfin les conseils du médecin devraient encore faire loi pour le choix d'une profession.

(1) Duplay. Traité élém. de Path. ext. t. III, p. 428.

Nous avons l'assurance qu'en suivant cette pratique, on éviterait bien des complications articulaires.

Lorsque la laxité est constituée, on doit prévenir ses effets et la combattre par tous les moyens possibles.

On agira sur tous les tissus qui peuvent de loin ou de près jouer un rôle dans la solidité des articulations: muscles, peau et parties molles périarticulaires.

Les muscles étant capables : 1° d'établir la coaptation des os, 2° de limiter les mouvements exagérés que tendent à produire leurs antagonistes; il faudra mettre en jeu tous les moyens capables d'exciter et de développer les propriétés musculaires : tonicité et contractilité.

On constituera une gymnastique méthodique. La strychnine employée par la méthode endermique pourra être essayée.

Mais on aura surtout recours à l'électricité et particulièrement à la faradisation.

On tentera d'affermir les parties molles périarticulaires et d'augmenter leur résistance, soit en modifiant directement leur structure par l'intermédiaire d'agents spéciaux, soit en activant la circulation et en favorisant les échanges organiques.

Nous pensons qu'on pourrait diminuer l'élasticité de la peau et augmenter, par conséquent, la rétraction par des applications répétées de cataplasmes froids de tannin auquel on mélangerait une poudre inerte qui entraverait les effets de ce puissant astringent.

On ne négligèra pas, dans tous les cas, les douches articulaires administrées méthodiquement, les diverses manipulations : frictions, pétrissage, massage, mouvements en différents sens.

Si ces procédés, efficaces au début, deviennent insuffisants, on leur associera les moyens palliatifs : appareils divers de contention, bandages appropriés, genouillères et bracelets lacés en coutil, ou mieux en tissu élastique.

On emploiera les appareils orthopédiques à tiges rigides si cela devient nécessaire. Nous ne pouvons que rappeler ici les conseils donnés par Chassaignac (1) à propos du relâchement des ligaments du genou.

« Dans le traitement de cette affection, l'emploi des appareils ne peut que combattre un symptôme et le pallier, plus qu'il ne peut réellement guérir la maladie, qui tient le plus souvent à un état général qu'il faut modifier par des moyens autres que ceux de la mécanique. Les appareils que l'on peut employer sont :

1° Une genouillère lacée, qui soutient la totalité de l'articulation, par une compression plus ou moins soutenue.

2° Un appareil portant un tuteur brisé, dont les deux pièces sont articulées de manière à permettre des mouvements que l'on maintient dans d'étroites limites, afin de laisser les ligaments dans un état de non distension qui leur permette de reprendre leur cohésion normale.

Lorsque le relâchement a succédé à une hydarthrose, comme cela s'observe quelquefois, la genouillère exerçant une compression qui peut concourir à activer la

(1) Chassaignac. De l'appréciation des appareils orthopédiques. Thèse concours. Paris, 1841, p. 142.

résorption du reste des liquides épanchés, nous paraît préférable à tout autre moyen.

Dans les cas où l'on n'a rien à attendre de la compression, dans ceux où elle pourrait apporter quelque obstacle à l'emploi de moyens thérapeutiques appliqués directement sur le genou, l'appareil à tuteur nous semblerait préférable. »

Dans les cas absolument incurables, nous pensons qu'on pourrait recourir à l'ignipuncture qui détermine la formation d'un tissu de cicatrice éminemment rétractile (1).

On n'oubliera pas que la laxité articulaire tient souvent à une influence générale et qu'en pareil cas, la marche de la laxité est entièrement subordonnée à l'évolution de la maladie causale. Le traitement variera naturellement suivant les cas : électricité, gymnastique, bains, frictions, massage, etc., etc., dans les maladies du système musculaire. Hydrothérapie, bains de mer, bains sulfureux, campagne, équitation, huile de foie de morue, préparations iodurées, fer, etc., dans le lymphatisme et les scrofules.

(1) Paul Trapenard. L'ignipuncture. Th. Paris, 1853.

OBSERVATIONS

Observation Iʳᵉ (personnelle). — Laxité polyarticulaire liée au lymphatisme. — Luxation de l'épaule. — Entorse du pied. — Luxation de la
cuisse gauche en arrière (1).

Henry Pelletier, 15 ans, bijoutier, entre le 7 juillet 1878, salle
Saint-Augustin, 95. D'après les renseignement fournis par le malade, ses parents seraient atteints de maladies chroniques. Lui-
même jouit habituellement d'une bonne santé. Lymphatisme,
gourme dans les cheveux et tuméfaction légère des ganglions du
cou dans l'enfance. A neuf ans, chûte sur le côté gauche, luxation
de l'épaule du même côté. La réduction fut effectuée presque sur-
le-champ, sans chloroforme. Il y a un an, entorse du pied droit à
la suite d'un faux pas, gonflement périmalléolaire, ecchymose,
douleur extrême dans les mouvements. Impossibilité de la marche,
il garda le lit environ deux semaines. Hier, en descendant d'un
trottoir, il est tombé sur le côté gauche, la jambe gauche fléchie
sur la cuisse et la cuisse sur le bassin reposant sur le sol par la
face externe. En même temps le tronc subit un mouvement de rotation en dedans et à gauche, pendant lequel la face antérieure du
genou droit fut contusionnée. Le malade essaya de se relever, mais
retomba aussitôt. On fut obligé de le transporter à l'hôpital.

7 juillet. Le malade est dans le décubitus dorsal, le membre inférieur gauche tenu dans l'adduction forcée avec rotation en dedans, la jambe légèrement fléchie sur la cuisse. La face antérieure
de la rotule gauche repose sur la face interne du genou droit. Le
condyle externe du fémur gauche est devenu antérieur, le condyle

(1) Sera publiée dans le troisième vol. des Cliniques du Dʳ Péan,
obs. CLXVII, p. 377.

interne regarde en arrière. Le pli inguinal est profondément déprimé. A la partie la plus élevée de la face interne de la cuisse, tuméfaction formée par le tassement des muscles. Ensellure énorme de la région lombaire, qui permet de glisser la main entre le lit et les lombes. Lorsqu'on tourne le malade sur le côté droit (mouvement qu'il ne peut faire lui-même), on constate une déformation, surtout apparente du côté de la fesse. Celle-ci présente une tuméfaction très prononcée dans le sens vertical, mais surtout accusée au niveau de l'échancrure sciatique.

Le pli fessier gauche est élevé. Pas de trace de contusion ou d'ecchymose en ces différents points. Raccourcissement réel de 2 centimètres. Au toucher on sent, au niveau de l'échancrure sciatique, la tête du fémur qui est reliée par le col au grand trochanter. Cette tubérosité siège au-devant de la cavité cotyloïde qu'elle recouvre par son bord antérieur. Toutes ces parties sont facilement reconnaissables au toucher. Si l'on applique la main sur la saillie anormale formée par l'extrémité supérieure du fémur, pendant qu'on cherche à communiquer des mouvements à la cuisse, on voit qu'il y a une fixité complète. Les mouvements communiqués sont très douloureux. L'impuissance fonctionnelle du membre est absolue. Il s'agit manifestement d'une luxation, ilio-ischiatique (luxation en arrière).

Le malade présente en outre des particularités intéressantes du côté d'un certain nombre d'articulations. D'une façon générale, celles des membres supérieurs jouissent de mouvements beaucoup plus étendus qu'à l'état normal, ce qui paraît tenir à une laxité congénitale des ligaments.

L'articulation scapulo-humérale gauche (anciennement luxée) est le siège des craquements perceptibles au toucher et même à l'ouïe, surtout dans les mouvements d'abduction avec rotation en dehors.

Les épiphyses scapulaires et humérales paraissent normales. Pas d'élargissement, pas de saillies exubérantes ou anormales. La capsule articulaire est très large et permet, lorsqu'on exerce une traction sur le bras, un écartement appréciable des surfaces articulaires. Les parties molles périarticulaires et la peau sont saines. Ni gêne, ni douleur.

L'articulation scapulo-humérale droite est comme la précédente, le siège de craquements, mais ceux-ci ne sont pas perceptibles à l'oreille ; ils sont en outre plus doux et semblent se produire, non dans l'articulation, mais au niveau de la bourse séreuse qui sépare le sous-scapulaire du tendon commun au coraco brachial et à la courte portion du biceps. Les mouvements ont aussi une étendue considérable.

Les deux coudes jouissent de mouvements de latéralité que l'on détermine en immobilisant la partie inférieure de l'humérus et en portant l'avant-bras alternativement en dedans et en dehors. Si, pendant ces mouvements de latéralité on embrasse l'articulation avec la main, on sent les surfaces articulaires s'écarter, en laissant entre elles un intervalle dans lequel pénètre la pulpe du doigt. C'est particulièrement du côté de l'articulation du condyle huméral avec la tête du radius que cet écartement est appréciable. On ne perçoit pas de craquements.

Rien de notable du côté des poignets, sinon l'étendue et la facilité des mouvements. Du côté des doigts l'extension forcée est exagérée. Dans cette position leur face dorsale, au lieu d'être rectiligne, décrit une courbe dont la concavité présente son plus grand rayon au niveau de l'articulation des deuxième et troisième phalanges. Les pouces se renversent en arrière en décrivant alors une courbe équivalente à plus d'un tiers de circonférence.

20 juillet. *Chloroforme*. Pour réduire la luxation, on a recours au procédé décrit par le Dr Péan dans son premier volume de clinique, c'est-à-dire que la contre-extension est faite à l'aide d'un drap, plié en cravate et dont les deux chefs, passant en avant et en arrière du tronc, sont maintenus solidement par un aide ; l'extension est dirigée par un autre aide dans le sens de l'adduction, en même temps qu'il imprime au fémur un mouvement de rotation forcée en dedans. Pendant que l'aide fait l'extension et le mouvement de rotation, le chirurgien pousse, au moyen de la coaptation, la tête vers la cavité cotyloïde, en prenant un point d'appui sur le grand trochanter et sur le col. Grâce à ces mouvements combinés, la luxation est réduite en un tour de main. Le malade est ensuite porté dans son lit et immobilisé dans une bonne position. Il garde le repos au lit pendant douze jours.

2 août. Il commence à marcher dans la salle.

8 août. Il quitte l'hôpital complètement guéri. On lui recommande d'éviter les efforts violents et les chûtes.

Cette observation est celle qui a attiré notre attention sur la laxité polyarticulaire. Nous la reproduisons telle que nous l'avons recueillie, toutefois nous désirons revenir sur un point. A propos de l'articulation scapulohumérale droite nous disons: « comme la précédente elle est le siège de craquements, mais ceux-ci ne sont pas perceptibles à l'oreille ; ils sont en outre plus doux et semblent se produire non dans l'articulation, mais au niveau de la bourse séreuse qui sépare le sous-scapulaire du tendon commun au coraco-brachial et à la courte portion du biceps. » Aujourd'hui que nous sommes mieux édifié sur les symptômes de la laxité, nous pensons que ce bruit particulier qui nous semblait siéger en dehors de l'articulation n'était autre que le claquement que nous avons étudié au chapitre des symptômes.

Nous regrettons de n'avoir pas pensé alors à mesurer les angles avec le rapporteur.

Obs. II (personnelle). — Laxité polyarticulaire liée au lymphatisme. — Coxalgie double. — Luxation de la hanche droite. — Atrophie du membre correspondant. — Hydarthrose de l'articulation calcanéocuboïdienne droite. — Arthrite de l'articulation métatarso-phalangienne du pouce même côté.

Muller (Henri-Georges), 20 ans, relieur, entre le 23 novembre 1880, n° 14, salle Sainte-Marthe, dans le service du docteur Péan, à Saint-Louis.

A été élevé en Suisse. Pas d'hérédité. Bonne conformation à la naissance, d'après les renseignements des parents, pas d'antécédents tuberculeux ou syphilitiques. Lymphatique, gourmes dans les cheveux et chapelets ganglionnaires cervicaux dans l'enfance. Peau fine et blanche, cheveux blonds, etc.

Il a toujours été chétif et malingre.

A l'âge de un an, sa nourrice l'aurait laissé tomber et il en serait résulté une luxation de la hanche droite qui ne fut pas réduite.

Il ne put marcher jusqu'à l'âge de 3 ans, lorsqu'on le mettait sur pied il tombait aussitôt; à partir de cette époque on l'habitua à marcher avec béquilles qu'il conserva jusqu'à 8 ans. Un médecin conseilla encore de les lui enlever et il s'habitua à s'en passer. Mais comme le membre malade était atrophié et beaucoup plus court que l'autre, on dut lui faire fabriquer une bottine à semelle et à talon épais. Claudication très-prononcée.

En 1872, douleurs sourdes, continues, exaspérées par les mouvements, la pression et la marche au niveau de l'articulation malade (hanche droite). Bientôt, condamné au repos forcé, on le transporte à Sainte-Eugénie, où il est traité pour une coxalgie. Pendant son séjour à l'hôpital, formation d'un abcès au niveau du grand trochanter. Ouverture à l'aide du bistouri, drainage. Second abcès à quatre travers de doigts au-dessous du premier, même traitement. Repos au lit. Pas d'appareil. Les abcès se ferment six mois après leur début. Le malade quitte l'hôpital.

Il continue à marcher à l'aide d'une canne, en portant toujours une chaussure à semelle et à haut talon.

Le 1ᵉʳ Mars 1880, sans causes connues, douleurs violentes au niveau du genou et de la hanche gauche. Faiblesse extrême du membre qui ne peut plus le soutenir. Cet état persiste en augmentant pendant quinze jours; à ce moment il est obligé de prendre le lit. Immobilisation du membre à l'aide d'une gouttière de Bonnet, Frictions térébenthinées et belladonées, soulagement.

En mai 1880, appareil plâtré inamovible embrassant la hanche et la cuisse gauches depuis le genou jusqu'aux lombes. Cet appareil reste en place pendant sept semaines. Pas d'amélioration.

Il voit alors un *spécialiste pour les douleurs*, qui institue le traitement suivant : Application de cataplasmes vinaigrés sur la hanche jusqu'à dénudation du derme, puis application d'un emplâtre. Durée de ce traitement deux mois. Soulagement. Les douleurs ont diminué et se sont localisées au niveau de l'articulation coxo-fémorale; la faiblesse du membre persiste, il peut marcher avec des cannes.

Un mois après, reprise des accidents : douleurs coxo-fémorales et impuissance fonctionnelle du membre. Le malade va consulter le docteur Péan qui diagnostique : coxalgie gauche et lui conseille d'entrer à l'hôpital, où l'on applique dès son entrée un appareil compressif, puis au bout de quinze jours, un appareil silicaté. Traitement interne : huile de foie de morue, vin de quinquina.

État actuel : Au moment de notre examen, février 1880, le membre inférieur gauche est dans l'appareil silicaté.

MEMBRE SUPÉRIEUR DROIT. — *Articulations* : Toutes sont douées d'une laxité extrême.

Nous mesurons les angles à l'aide du rapporteur par le procédé que nous avons indiqué précédemment.

Pouce : Mouvement d'extension volontaire de la seconde phalange, angle 130° soit 50° avec l'axe prolongé de la première phalange.

Autres doigts : Extension volontaire, courbe elliptique à concavité dorsale, angle de 140° au niveau de l'articulation métacarpophalangienne, soit 40° avec laxe prolongé des métacarpiens.

Extension forcée angle de 90°.

Poignet : Extension volontaire, angle de 110°, soit 70° avec l'axe prolongé des os de l'avant-bras. Extension forcée : 90°.

Flexion volontaire, angle de 70°, soit 110° avec l'axe prolongé des os de l'avant-bras.

Flexion forcée, 70°, soit 110°

Inclinaison de la main vers le bord cubital de l'avant-bras, volontaire, angle de 80°, soit 100° avec l'axe prolongé du cubitus.

Forcée : 95° soit 85° avec l'axe prolongé du cubitus. Inclinaison vers le bord radial.

Volontaire : angle de 105°, soit 75° avec l'axe prolongé du radius.

Forcée : 90°.

Traction : étranglement circulaire et claquement très accentué.

Coude : Dans le mouvement d'extension volontaire, l'avant-bras forme avec le bras un angle ouvert en arrière. Cet angle mesuré à la face interne du membre est de 150°, c'est-à-dire que le cubitus forme avec l'axe prolongé de l'humérus un angle de 50°. Mesuré à la face externe il est de 160°, c'est-à-dire que le radius forme avec l'axe prolongé de l'humérus un angle de 20°.

Mouvement d'adduction et d'abduction forcées possibles. Dans le mouvement d'adduction, on sent la tête du radius abandonner le condyle huméral et il devient facile de glisser entre eux la pulpe de l'index. Ce phénomène est plus appréciable lorsqu'on imprime en même temps un mouvement de pronation à l'avant-bras.

Rien d'analogue du côté du cubitus dans le mouvement d'abduction forcée.

Traction : claquement sourd.

Les autres mouvements produisent des bruits de frottement : traces d'arthrite légère.

Epaule : Tous les mouvements sont très étendus. Nous verrons plus loin jusqu'à quel point peut être porté le mouvement d'extension.

Muscles du membre supérieur droit : Ont conservé leur volume ; le tissu cellulo-adipeux est assez abondant pour masquer les saillies et les dépressions ; rondeur des formes, au toucher tous les muscles sont mous et flasques, mais ne paraissent pas atrophiés.

Peu d'énergie des contractions, faiblesse des mouvements.

MEMBRE SUPÉRIRUR GAUCHE. — *Articulation* : *Pouce*. Extension de la seconde phalange ; Volontaire, angle de 90°, forcée, angle de 70°, soit 110° avec l'axe prolongé de la première phalange. Extension de la première phalange : volontaire, angle de 130° ; forcée 120°, soit un angle de 50° et 60° avec le métacarpien.

Autres doigts. L'extension produit une courbe à concavité dorsale, d'un rayon plus petit que celle du côté opposé.

La première phalange de l'index fait un angle d'extension de 110°, soit 70° avec l'axe prolongé du métacarpien.

Celle du médius fait un angle de 90°.

Celle de l'annulaire un angle de 100°, soit 80° avec l'axe du métacarpien correspondant.

Celle de l'auriculaire un angle de 90°.

Mouvements de latéralité très étendus pour toutes les phalanges, lorsque l'on immobilise la colonne osseuse supérieure et que l'on porte la colonne inférieure alternativement en dedans et en dehors.

La traction produit le claquement.

Poignet. Extension : volontaire, 92°, soit 88° avec l'axe prolongé de l'avant-bras ; forcé, 90°.

Flexion : volontaire, 92°, soit 88° avec l'axe prolongé de l'avant-bras; forcée, 68°, soit 112° avec cet axe. Inclinaison de la main vers le bord cubital : volontaire, angle de 95°; forcée, 85°, soit des angles de 85° et 95° avec l'axe prolongé du cubitus.

Inclinaison vers le bord radial : volontaire, angle de 100°; forcée, 95°, soit des angles de 80° et 85° avec l'axe prolongé du radius.

Mouvement de circumduction volontaire très prononcé.

La traction produit un étranglement circulaire et un claquement des plus manifestes.

Pendant ce mouvement on introduit facilement la pulpe du pouce entre le carpe et l'avant-bras, du côté de leur face dorsale.

Coude. Les phénomènes que l'on observe du côté de cette articulation sont analogues à ceux qui se produisent du côté opposé, à part les frottements qui n'existent pas.

Épaule. Laxité extrême ; étendue anormale de tous les mouvements. L'état spécial des muscles fait que pendant la traction, l'étranglement circulaire et la disposition en sabliers sont très accusés. On engage facilement la première phalange des doigts entre les surfaces articulaires.

Un fait qui démontre l'extrême relâchement des manchons fibreux des articulations scapulo-humérales consiste en la possibilité d'un mouvement volontaire en vertu duquel les coudes se rapprochent en arrière du tronc jusqu'à 2 centimètres de distance. Lorsqu'on saisit les bras du malade pour exagérer ce mouvement, non seulement les coudes arrivent au contact, mais ils chevauchent l'un sur l'autre en arrière du rachis de plusieurs centimètres.

Cependant les extrémités sternales des deux clavicules se déplacent en avant et font saillie sous la peau.

Muscles du membre supérieur gauche. Tous les muscles sont grêles, effacés, atrophiés. Le bras et l'avant-bras ont des formes graciles. L'épaule est anguleuse par suite de l'atrophie du deltoïde. Au lieu de la rondeur habituelle on observe un méplat, plus accusé à la ace externe. C'est de ce côté surtout qu'il est facile d'apprécier les changements de rapports que subissent les surfaces articulaires pendant les mouvements.

.Aubeau.   9

Ainsi qu'on l'a pu voir, la laxité est beaucoup plus marquée du côté gauche, qui est atrophié, que du côté opposé.

MEMBRE INFÉRIEUR DROIT. — *Articulation : Pied, gros orteil.* Extension volontaire de la seconde phalange, angle de 110°.

L'articulation métatarso-phalangienne a été le siège d'arthrite qui a laissé des craquements et une déformation en vertu de laquelle la première phalange est habituellement dans l'abduction et forme, à l'état de repos, un angle ouvert en dehors,de 160°, soit 20° avec l'axe prolongé du métatarsien. La tête de ce dernier os forme une saillie anormale au côté interne.

Néanmoins l'articulation n'a pas perdu ses mouvements. Le malade peut volontairement faire chevaucher le gros orteil sur la face dorsale des orteils voisins, au point de former avec l'axe prolongé du métatarsion un angle de 80°.

L'adduction volontaire ramène sensiblement les phalanges sur le prolongement du métatarsien. L'adduction forcée donne un angle ouvert en dedans égal à 175°, soit 5° avec la direction normale.

Autres doigts. Extension volontaire, angle de 115°; forcée, 90° soit des angles de 65° et de 90° avec l'axe prolongé des métatarsiens.

Tarse. Mobilité anormale qui rend en quelque sorte le *pied malléable.*

A la face externe du tarse, au niveau de l'articulation calcanéo-cuboïdienne, existe une tumeur, du volume et de la forme d'une amande, à grand axe transversal, à surface lisse, unie, convexe, qui soulève la peau sans altérer sa coloration ou sa structure.

Au toucher cette petite tumeur est molle, liquide et fluctuante. Elle est complètement réductible par la pression, et reparaît lentement et progressivement lorsque la pression cesse. Il est facile de voir qu'elle ne communique ni avec une veine, ni avec la gaîne des péroniers latéraux.

Le liquide ne s'étale pas en surface sous la pression du doigt, mais il pénètre dans la profondeur des tissus. En un mot, tout porte à penser qu'il s'agit d'une hydarthrose calcanéo-cuboïdienne.

Articulation tibio-tarsienne. Extension volontaire du pied, le talon prend la même position que dans l'équinisme. Flexion volontaire ; l'axe général du pied forme avec l'axe de la jambe un angle de 80°.

Dans les mouvements de latéralité, le pied se renverse soit en dedans, soit en dehors de façon à regarder le sol par l'un ou l'autre de ses bords. Les ligaments latéraux apparaissent alors sous la peau tendus comme des cordelettes. Traction. Les surfaces articulaires se séparent. Étranglement demi-circulaire en avant.

On peut de ce côté interposer la pulpe de l'index entre le tibia et l'astragale. Lorsque le malade relâche les muscles de la jambe, ballottement dans tous les sens.

Genou. Extension forcée très appréciable ; le plateau du tibia s'écarte des condyles en arrière. La rotule remonte; une encoche transversale profonde se forme au-dessous de cet os. Les téguments se plissent transversalement au niveau du cul-de-sac synovial supérieur.

Mouvements de latéralité faciles à produire en immobilisant le fémur et en portant alternativement les jambes en dedans et en dehors. Le plateau du tibia s'écarte de un centimère du condyle correspondant dans le sens opposé du mouvement.

Hanche. L'articulation coxo-fémorale a été le siège de coxalgie, consécutive à une luxation ancienne et non réduite du fémur. La région est déformée; fesse volumineuse, pli fessier élevé, tassement des muscles.

Il existe actuellement une luxation ilio-ischiatique. On sent la tête du fémur en arrière dans la fosse iliaque externe et le grand trochanter au devant de la cavité cotyloïde.

Cicatrices de trajets fistuleux au niveau et au-dessous du grand trochanter.

La cuisse est dans une attitude vicieuse. Rotation en dedans et adduction forcée, la rotule regarde en dedans et est en contact avec le condyle interne du fémur du côté opposé.

Tout ce membre a subi un arrêt de développement. Il offre un raccourcissement réel de 10 centimères 1/2, et rappelle par sa gracilité le membre d'un adolescent de douze à treize ans.

Le membre inférieur gauche est emprisonné dans un appareil silicaté depuis les malléoles jusqu'au bassin. Nous pouvons simplement constater que le pied offre une déformation qui le rapproche du pied plat; la voûte plantaire est effacée et la cambrure dorsale affaissée. Léger degré de renversement en dehors.

Rachis. Laxité notable de la colonne cervicale. Dans l'extension volontaire, l'occiput arrive à quelques centimètres des premières vertèbres dorsales. Les mouvements de flexion antérieure et latérale ne sont arrêtés que par le sternum et les épaules.

Ensellure lombaire énorme, dans laquelle on ne peut faire la part de la laxité, en raison de la coxalgie double.

Le malade nous affirme qu'en prenant son pied droit (côté de la luxation ilio-ischiatique) avec la main, il peut porter le talon au contact de l'épine de l'omoplate du même côté. Nous n'avons pu constater le fait, vu le décubitus et la présence de l'appareil silicaté.

Le malade dont l'observation précède a remarqué la laxité de ses articulations dès le jeune âge et a fait un jeu de la production des mouvements anormaux.

Obs. III (personnelle). — Ce malade nous a été indiqué par notre ami M. Defontaine, interne des hôpitaux. — Laxité polyarticulaire liée à la scrofule. — Coxalgie droite et luxation symptomatique du fémur consécutive. — Mal de Pott dorso-lombaire.

Fievé (Charles), 6 ans 1/2, écolier, se présente à la consultation du docteur Péan à l'hôpital Saint-Louis, le 21 février 1881.

La mère est atteinte d'une maladie de cœur. Elle a eu quatre enfants. Deux sont morts peu après la naissance ; ils pesaient 4 livres.

Une petite fille, âgée aujourd'hui de 11 ans, est bien portante. L'enfant dont nous résumons l'observation était bien conformé à la naissance. Mais il a présenté dès le jeune âge les caractères du tempérament scrofuleux : adénites cervicales, ophthalmie ; coryzas, angines.

A marché à l'âge de un an ; se fatiguait vite, tombait souvent.

A 2 ans, coxalgie droite suppurée, soignée en province, amélioration au bout de un an. Depuis ce moment attitude vicieuse du membre inférieur correspondant, faiblesse excessive, claudication.

A 5 ans début d'un mal de Pott dorso-vertébral qui fut soigné par M. de Saint-Germain. Appareil inamovible pendant un an, puis corset orthopédique.

La mère effrayée de la faiblesse croissante de son enfant l'amène à l'hôpital.

Etat actuel. Enfant malingre, chétif, émacié, pâle, anémique, ne paraît pas avoir plus de quatre ans.

Toutes les personnes présentes à la consultation sont frappées de la laxite extrême des articulations (1).

Membres supérieurs. Les doigts accomplissent soit spontanément, soit mécaniquement, des mouvements d'extension et de latéralité très étendus. L'extension forcée dépasse l'angle droit.

Poignets. Extension volontaire, 90° ; forcée, 85°. Mouvements de latéralité exagérés.

Traction : Etranglement circulaire. Claquements.

Coudes. Extension forcée ; l'avant-bras forme avec le bras un angle ouvert en arrière.

Mobilité latérale extrêmement marquée. Craquements à droite dans les mouvements latéraux.

Epaules. Capsules articulaires très relâchées, permettant des mouvements anormaux et l'introduction de la première phalange de l'index entre les surfaces articulaires pendant la traction.

Muscles. Tous sont grêles, atrophiés, mous et flasques et exagèrent encore la gracilité des membres supérieurs.

Membre inférieur droit. Laxité de toutes les articulations. Le pied offre l'aspect du varus-équin, ce qui est en rapport avec l'attitude vicieuse de la cuisse ; mais le petit malade le ramène volontairement à l'attitude normale.

Certain mouvement volontaire des orteils produit une déformation singulière surtout accentuée du côté du gros orteil. La première phalange s'étend à angle droit sur le métatarsien, pendant que la seconde phalange se fléchit à angle droit ; il en résulte une disposition en S. (*Voir figure IV*, p. 81.)

Le genou possède un mouvement d'extension exagéré et des mouvements de latéralité.

(1) N'ayant pu examiner le malade qu'à la consultation, il nous a été impossible de mesurer tous les angles.

Luxation ilio-ischiatique du fémur. Tassement des muscles de la racine du membre. Pli fessier élevé. Cuisse dans l'adduction forcée avec rotation en dedans. La tête du fémur occupe la fosse iliaque, le grand trochanter répond à la cavité cotyloïde.

Cette luxation qui paraît consécutive à la coxalgie ne s'accompagne pas de contracture.

Il est possible de réduire partiellement la tête fémorale de manière à ramener le membre dans une position à peu près normale.

Membre inférieur gauche. Pas de déformations appréciables, mais relâchement étendu à toutes les articulations.

Rachis. Gibbosité formée par le tassement des dernières dorsales et de la première lombaire. Lordose lombo-sacrée symptomatique.

Obs. IV (personnelle). — Laxité polyarticulaire liée au lymphatisme compliqué de rhumatisme. — Luxation double des radius en avant, probablement congénitale. — Hydarthrose double des genoux. — Hydarthrose double des coudes.

X..., 28 ans, professeur de piano, demeurant à Paris, n° 15, rue de Saint-Pétersbourg.

Son père était affecté de varices des membres inférieurs depuis sa jeunesse ; il est mort à 62 ans d'une tumeur intestinale. Sa mère est toujours maladive, elle a eu de l'hydarthrose double des genoux à l'âge de 32 ans. Pas de récidive.

X..., d'après les renseignements de sa mère, est venu au monde bien conformé.

Elevé par de mauvaises nourrices, l'une était rachitique et tuberculeuse, l'autre alcoolique, il a toujours été chétif.

Variole dans la seconde enfance. A marché fort tard ; grande faiblesse des membres inférieurs ; tombait à tout moment. Lymphatisme : chapelets ganglionnaires cervicaux, kératite parenchymateuse, angines pultacées répétées.

Dès l'âge de 9 ans, il a remarqué la laxité des articulations des membres supérieurs et répétait à plaisir les mouvements exagérés et anormaux.

Il a toujours eu les articulations faibles : impossibilité de soulever un fardeau un peu pesant. Claquements articulaires dans les efforts de traction. Fréquemment pendant la marche, les membres inférieurs se dérobaient tout à coup et le malade tombait s'il ne se retenait à quelque point d'appui.

En 1878, comme il nous interrogeait sur sa débilité, nous eûmes occasion de l'examiner pour la première fois.

Nous constatâmes une grande laxité de la plupart des jointures, sans autres lésions articulaires qu'une luxation bilatérale des radius en avant.

Le malade nous apprit qu'il avait toujours remarqué cette conformation spéciale des coudes.

Nous lui conseillâmes de porter des genouillères en tissu élastique.

Au commencement de l'hiver 1878-79, X... éprouva les premières atteintes du rhumatisme : douleurs musculaires, lumbago, douleurs articulaires sourdes au niveau des deux genoux.

Il nous fit appeler et nous reconnûmes qu'il existait un épanchement énorme dans chaque articulation fémoro-tibiale : culs-de-sac saillants, rotule soulevée, fluctuation, choc condylo-rotulien dans la percussion méthodique.

Le médecin qui le traitait ordonna badigeonnages et teinture d'iode, puis vésicatoires répétés sans succès. Le malade eut de la cystite cantharidienne. On eut alors recours à l'immobilisation dans un appareil plâtré avec compression. L'appareil resta en place pendant deux mois, sans produire de modifications appréciables.

On se décida à faire plusieurs séances d'ignipuncture sur les deux genoux.

L'épanchement se résorba en partie. Plus tard le malade se soumit à un traitement par les bains thermo-résineux et reprit ses genouillères en tissu élastique : amélioration suffisante pour que le malade puisse retourner à ses occupations. Il était resté six mois au lit.

Cette hydarthrose double laissa une laxité plus considérable de l'appareil ligamenteux des genoux.

Il y a quatre mois, décembre 1880, douleurs sourdes dans les articulations des coudes, X..., nous prie de nouveau de l'aller voir. Il s'agit d'hydarthrose bi-latérale des articulations huméro-cubito-radiales.

Epanchement abondant, surtout appréciable pendant l'extension, tumeurs molles, fluctuantes, dépressibles de chaque côté de la saillie olécrânienne.

Le liquide se résorba assez rapidement sous l'action du badigeonnage de teinture d'iode et de la compression ouatée.

Dernier examen du malade, 6 mars 1881.

Membre supérieur droit.

Articulations.

Main : Pouce. Extension : volontaire de la première phalange; angle de 145° ; forcée, 90°. Soit des angles de 35° et de 90° avec l'axe prolongé du métacarpien.

Autres doigts. Extension volontaire : courbe elliptique à concavité dorsale. Angles de 160° dans le mouvement volontaire, de 150° dans le mouvement forcé. Soit des angles de 20° et 50° avec l'axe prolongé des métacarpiens.

Mouvements de latéralité très marqués de toutes les phalanges.

Traction : produit étranglement circulaire très-accentué et claquement doux.

Notons que la laxité des doigts est en partie professionnelle ; le malade touche le piano depuis son enfance et a acquis une agilité extrême de tous les doigts.

Poignet. Extension : volontaire, angle de 105°; forcée, de 90°; soit des angles de 75° et de 90° avec l'axe prolongé de l'avant-bras.

Flexion : volontaire, 85° ; forcée, 70°; soit des angles de 95° et de 110° avec le même axe.

Inclinaison de la main vers le bord cubital : angle de 100°.

Inclinaison vers le bord radial : angle de 140°.

Soit des angles de 80° et de 40° avec les axes prolongés du cubitus et du radius.

Traction : Etranglement circulaire peu marqué, claquement sourd.

Coude : Déformation due à la luxation permanente du radius.

Dans le mouvement d'extension de l'avant-bras, la tête du radius passe au devant du condyle huméral. Il en résulte : en arrière, une dépression profonde; en avant, une saillie considérable due au refoulement des muscles et des autres parties molles, par l'extrémité osseuse luxée. Au toucher, on apprécie nettement l'étendue et la nature du déplacement.

Le mouvement d'extension est tellement étendu que l'avant-bras forme avec le bras un angle ouvert en arrière de 150°. (*Voir figure* III *P.* 79).

C'est-à-dire que l'axe du cubitus forme avec l'axe prolongé de l'humérus un angle de 30°. La flexion est possible et même plus étendue qu'à l'état normal. Dans ce mouvement la tête du radius se reporte en arrière et reprend ses rapports avec le condyle huméral.

Mouvements de latéralité très étendus.

Traction. Claquements beaucoup plus appréciables que dans les observations précédentes. Etranglement demi circulaire en dehors. La pulpe de l'index pénètre facilement entre la cupule radiale et le condyle.

Epaule. Laxité extrême. Etendue anormale de tous les mouvements. Pendant la traction on peut introduire les phalanges entre la tête humérale et la cavité glénoïde.

Muscles du membre supérieur droit. Volume satisfaisant. Rondeur des formes. Tous sont atteints de mollesse et de flaccidité.

Les mouvements du membre sont peu énergiques. Impossibibilité de soulever un fardeau un peu pesant. Production de claquement appréciable à l'ouïe dans les efforts de traction.

Une large part revient dans ces phénomènes à la luxation du radius.

Notons que la circonférence du bras au-dessus de l'épiphyse inférieure de l'humérus est de 21 centimètres.

Membre supérieur gauche. La laxité est beaucoup plus marquée pour toutes les articulations que du côté opposé, et donne lieu à des phénomènes analogues, plus accentués et voilà tout.

Il existe de même une luxation permanente du radius en avant.

La plus grande différence porte sur l'état des muscles qui semblent profondément atrophiés. Gracilité générale des formes.

Aplatissement très marqué du moignon de l'épaule, surtout en dehors.

Circonférence du bras au-dessus de l'épiphyse inférieure de l'humérus, 19 centimètres, soit une différence de 2 centimètres avec le côté opposé.

Membres inférieurs droits. Orteils. Dans l'extension volontaire le gros orteil forme avec le métacarpien un angle de 85°, soit 95° avec l'axe prolongé du même os.

Mouvements de latéralité faciles à produire pour toutes les phalanges et tous les doigts.

Tarse. Tendance au pied plat ; affaissement de la cambrure dorsale, effacement de la voûte plantaire, léger renversement en dehors. Mobilité extrême de toutes les articulations, *pied en quelque sorte malléable,*

Articulation tibio-tarsienne. Relâchement peu accentué. Ni étranglement, ni claquement par la traction.

Genou. Extension forcée. Ecartement appréciable des surfaces articulaires en arrière.

Refoulement de la rotule en haut. Profonde ancoche transverversale sous-rotulienne.

Plis transversaux tegumentaires sus-rotuliens.

Mouvements de latéralité produisant un écart des surfaces articulaires de plus de 1 centimètre.

Lorsque les muscles sont relâchés, jambe de polichinelle.

Traction. Etranglement circulaire et claquement.

Il existe encore un épanchement peu abondant. La synoviale est considérablement épaissie. Bruit d'amidon lorsqu'on pétrit les parties molles.

Hanche. Tous les mouvements sont exagérés.

Dans l'extension volontaire le talon touche les dernières lombaires. La flexion n'est arrêtée que par la paroi abdominale et le thorax. Le genou arrive presque au contact de l'acromion.

Dans l'abduction forcée, la cuisse forme, avec la paroi latérale du tronc un angle de 85°.

Traction. Affaissement des muscles périarticulaires. Claquement. Allongement de 2 centimètres par comparaison avec l'autre membre au repos.

Muscles du membre inférieur droit. Dimensions normales, mais faiblesse et flaccidité.

Membre inférieur gauche. Articulations. Mêmes phénomènes que du côté opposé, mais à un degré plus prononcé, la laxité étant plus considérable.

L'articulation du genou est le siège d'un léger épanchement. La synoviale est épaissie. Bruit d'amidon.

Muscles. Atrophie de tous les muscles appréciables par comparaison avec le côté opposé.

Les muscles cruraux surtout ont un volume moindre. La circonférence de la cuisse au-dessus des condyles a 3 centimètres de
moins que celle du membre opposé, mesuré au même point.

Obs. V (personnelle). — Laxité polyarticulaire, liée au lymphatisme. —
Scoliose.

Eugènie L..., 14 ans, 8, rue de Strasbourg, Paris.
Mère morte phthisique à 25 ans.

La malade a une sœur, âgée de 12 ans, qui offre les caractères
du lymphatisme et présente une grande laxité des articulations,
mais n'a jamais eu d'affections articulaires.

Elle-même est profondément lymphatique : blonde à peau fine
et blanche, grande, maigre et chétive, chapelets ganglionnaires
cervicaux, ophthalmies répétées, angines fréquentes.

Thorax étroit, s'enrhume facilement l'hiver.

Croissance très rapide. Incontinence nocturne d'urine depuis
l'établissement des règles, 11 ans 1/2, jusqu'à 13 ans 1/2 ; disparue
par l'emploi du bromure de potassium.

Examen des articulations. Mains : Extension volontaire, les
doigts décrivent une courbe elliptique à concavité dorsale, forcée,
les premières phalanges forment un angle de 90° avec l'axe prolongé des métacarpiens. Mouvements de latéralité.

Traction : Etranglement circulaire et claquement.

Poignets. Etendue anormale de tous les mouvements.

Etranglement circulaire et claquement par la traction.

Coudes. Extension volontaire : l'avant-bras forme avec le bras
un angle ouvert en arrière.

Mouvements de latéralité possibles.

Epaules. Laxité considérable des capsules fibreuses. Pendant la
traction on peut glisser les doigts entre les surfaces articulaires.

Les muscles du membre supérieur gauche sont plus grêles, plus
mous, plus flasques que ceux du côté opposé.

Membres inférieurs. La malade tourne souvent les pieds en mar-
chant et n'a néanmoins jamais eu d'entorse.

Nous n'avons pas eu occasion d'examiner les autres articulations.

Rachis. Scoliose au début. Courbure supérieure convexe à gauche ; courbure moyenne, dorsale, convexe à droite ; courbure inférieure, lombaire, convexe à gauche.

Asymétrie des muscles qui occupent les gouttières vertébrales et du thorax. Soulèvement et projection en avant de l'épaule gauche. L'omoplate est saillant en arrière. Abaissement et effacement de l'épaule droite. Les clavicules sont entraînées dans ces directions.

Dans la station verticale au repos, la malade prend une *position hanchée*. Projection en avant de l'épine iliaque antéro-supérieure gauche. Dandinement pendant la marche. La tête tendue en avant *s'enfonce entre les épaules ;* la région dorsale du rachis présente en même temps une voussure.

Lorsqu'on fait remarquer à la malade son attitude vicieuse, elle redresse facilement les courbures rachidiennes et se tient dans les rectitudes. — Corset orthopédique.

Nous avons cru devoir rapporter cette observation, si incomplète qu'elle soit, parce qu'elle concorde avec l'opinion des auteurs qui admettent des déviations rachidiennes purement ligamenteuses et particulièrement avec celle de Malgaigne.

Cet auteur s'exprime ainsi à ce propos (1): « Il s'agit primitivement dans les déviations vertébrales de faiblesse des ligaments, survenue au milieu d'un mauvais état général. »

Il fait remarquer que le relâchement des ligaments comme cause prédisposante des déviations vertébrales avait déjà été remarqué par Ambroise Paré (2) : « De laquelle (la colonne vertébrale) estant encore les ligaments, laxés, mols et glaireux, en se relevant pour la pesanteur de tout le corps, dont l'espine est le fondement,

(1) Malgaigne. Leçons d'orthopédie, recueillies et publiées par MM. les Drs F. Guyon et F. Panas. Paris, 1862, p. 342.
(2) A. Paré. Edit. Malgaigne, t. II, p. 711.

comme carêne d'un navire, se contournent de côté et d'autre et se ployent en figure de la lettre S. »

Obs. VI (extraite d'un mémoire de Sédillot (1). — Luxation congénitale des deux fémurs. — Lymphatisme. — 7 avril 1834.

M. X..., âgé de 22 ans, me fut présenté par M. le docteur Vital, pour une double luxation congénitale des fémurs ; la mère de ce malade présente la même lésion, et sa sœur à la cuisse gauche également luxée de naissance.

La taille de M. X... est de cinq pieds, un pouce, il paraît d'une constitution un peu lymphatique, a la peau blanche, les cheveux blonds, et est peu musclé. Lorsqu'on voulut le faire marcher dans son enfance, et le faire tenir debout, on s'aperçut d'une très grande faiblesse de la cuisse droite et d'une direction vicieuse du bassin. On consulta plusieurs hommes de l'art, et des tentatives de réduction eurent lieu, mais sans succès. Cependant ce jeune homme en se développant, commença à marcher avec peine et en boîtant, et pour combattre autant que possible les résultats de son accident, il se livra à des exercices fréquents et soutenus, tels que l'équitation, l'escrime, la danse ; mais il ne put jamais les continuer quelque temps sans être pris de sueurs excessives qui l'affaiblissaient. Aujourd'hui il marche avec assez de liberté en s'aidant d'une canne, qui portée de la main droite, a fini par rendre l'épaule du même côté, plus haute que la gauche. Les pieds sont habituellement dans la rotation en dehors, qui peut être augmentée au point de placer facilement les deux pieds sur une même ligne, talon contre talon.

Le bassin est fortement incliné de haut en bas et d'arrière en avant, ce qui dépend du mouvement de bascule que lui impriment les fémurs rejetés en arrière, et il a souffert un mouvement de rotation latérale qui rend plus saillant en avant le côté gauche et paraît tenir au déplacement moins considérable en arrière de la cuisse de ce côté.

Les reins sont profondément cambrés, et le ventre proéminent, tandis que les épaules sont rejetés en arrière.

(1) Sédillot. De l'anat. pathol, des luxat. ancien.. du fémur, etc. Mém. présenté à l'Acad. des sciences, 1835. *In* l'Expériencia, 1839, n° 2.

La fesse droite est étroite, saillante de haut en bas et postérieu-
rement, où elle dépasse beaucoup la fesse gauche ; elle se continue
directement avec la cuisse sans pli intermédiaire bien marqué,
excepté tout à fait en dedans, et elle est séparée par un sillon pro-
fond du grand trochanter, qui forme une saillie considérable en
haut et en dehors.

La bilatéralité des lésions, l'hérédité et le lymphatisme nous autorisent à rapprocher cette observation de
celles que nous avons recueillies.

CONCLUSIONS

Voici les conclusions que nous nous croyons en droit
de tirer de notre étude :

1° A côté de la *laxité monoarticulaire* dépendant d'une
cause locale, il y a lieu d'admettre une *laxité plus ou
moins généralisée*, liée à une influence générale et particulièrement au *lymphatisme et à la scrofule*.

2° Qu'elle soit mono ou polyarticulaire, la laxité peut
être congénitale ou non congénitale.

3° Elle est purement musculaire, purement ligamenteuse ou mixte. La laxité mixte est à la fois la plus fréquente et la plus importante.

4° Le relâchement des jointures joue un rôle important dans la pathogénie des maladies articulaires, soit
comme cause prédisposante, soit à la fois comme cause
prédisposante et comme premier degré de certaines
arthropathies.

5° Il importe de reconnaître de bonne heure cette
difformité des articulations, parce qu'à un degré avancé,
elle n'est plus justiciable que d'un traitement purement
palliatif.

TABLE DES MATIÈRES.

Paris. — A. PARENT, imprimeur de la Faculté de médecine, rue Monsieur-le-Prince, 31.
A. DAVY, successeur.

PUBLICATIONS

DE LA LIBRAIRIE ADRIEN DELAHAYE ET E. LECROSNIER

FONSSAGRIVES (J.-B), professeur de thérapeutique et de matière médicale à la Faculté de médecine de Montpellier, etc. **Traité de thérapeutique appliquée**, basé sur les indications, suivi d'un précis de thérapeutique et de posologie infantiles et de notions de pharmacologie usuelle sur les médicaments signalés dans le cours de l'ouvrage. 2 vol. in-8...................... 24 fr. »

WOILLEZ (E.-J.), médecin honoraire de l'hôpital de la Charité, etc. **Traité théorique et clinique de Percussion et d'Auscultation**, avec un appendice sur l'inspection, la palpation et la mensuration de la poitrine. 1 vol. in-18 avec 101 figures intercalées dans le texte .... 10 fr. »
　Cartonné... 11 fr. »

LEGRAND DU SAULLE, médecin de la Salpêtrière, etc. **Étude médico-légale sur les testaments contestés pour cause de folie.** 1 vol. in-8... 9 fr. »

LEGRAND DU SAULLE. **Etude médico-légale sur l'interdiction des aliénés et sur le Conseil judiciaire**, suivie de recherches sur la situation ridique des fous et des incapables à l'époque romaine. 1 vol. in-8... 8 fr. »

LEVEN, médecin en chef de l'hôpital Rothschild, etc. **Traité des maladies de l'estomac.** 1 vol. in-8....................................... 7 fr. »

BUCHHOLTZ. **Guide élémentaire du médecin praticien.** 1 vol. in-18. Prix... 5 fr. »

PETIT (H.), sous-bibliothécaire à la Faculté de médecine de Paris, etc. **Traité de la Gastostomie**, ouvrage précédé d'une introduction par M. le professeur VERNEUIL. 1 vol. in-8....................... 6 fr. »

LANGLEBERT. **Aphorismes sur les maladies vénériennes**, suivis d'un formulaire magistral pour le traitement de ces maladies. 1 joli vol. in-32, avec fig., 2e édit., revue et augmentée........................ 3 fr. 50

LANGLEBERT. **La syphilis dans ses rapports avec le mariage.** 1 vol. in-12 de 332 pages... 3 fr. 50

BOSSU. **Lois et mystères** des fonctions de reproduction considérées dans tous les êtres animés, spécialement chez l'homme et chez la femme. 1 vol. in-12 avec 2 planches coloriées................................ 5 fr. »

MOUSSAUD. **Précis pratique des maladies des organes génito-urinaires.** 1 vol. in-12 avec fig. dans le texte.......................... 5 fr. 50

NOTTA. **Médecins et clients.** 2e édit. 1 vol. in-18 de 188 pages...... 2 fr. »

RIANT (A.), professeur d'hygiène, médecin à l'Ecole normale du département de la Seine, etc. **Leçons d'hygiène** contenant les matières du programme officiel adopté par le ministre de l'instruction publique pour les lycées et les écoles normales. 2e édit. 1 beau vol. in-18. .... 6 fr. »

PIORRY. **La médecine du bon sens.** De l'emploi des petits moyens en médecine et en thérapeutique. 2e édit. 1 vol. in-12. .... 5 fr. »

BENOIST DE LA GRANDIÈRE. **Notions d'hygiène à l'usage des instituteurs et des écoles normales primaires.** 3e édit. 1 vol. in-18........ 1 fr. 50

LE BRET, président de la Société d'hydrologie médicale de aris, etc. **Manuel médical des eaux minérales.** 1 vol. in-48. Broché, 5 fr. 50. in-8 Cartonné... 6 fr. »

GUICHET (A.). **Les Etats-Unis** (*United States America*). Notes sur l'organisation scientifique : les Facultés de médecine, les hôpitaux, la prostitution, l'hygiène, etc. 1 vol. in-18. .... 2 fr. 50

CULLERIER, chirurgien de l'hôpital du Midi, etc. **Des affections blennorhagiques : Leçons cliniques** professées à l'hôpital du Midi, recueillies et publiées par le Dr ROYET, suivies d'un Mémoire thérapeutique, revues et approuvées par le professeur. 1861. 1 vol. in-8 de 248 pages....... 4 fr. »

RICORD, chirurgien de l'hôpital du Midi, membre de l'Académie de médecine, etc. **Leçons sur le chancre**, professées à l'hôpital du Midi, recueillies et publiées par le Dr A. FOURNIER, suivies ce notes et pièces justificatives et d'un formulaire spécial. 2e édit. revue et augmentée. 1 vol. in-8 de 549 pages... 7 fr. »

FERDAS. **Études de physiologie théologique. Accouplement des sexes et mariages. Accouchements et embryologie selon les théologiens** précédé d'une réponse à une lettre de M. Alexandre Dumas fils. 1 joli vol. in-18. Prix... 2 fr

Paris — A. PARENT, imp. de la Fac. de médec., rue M.-le-Prince, 31.
A. DAVY, successeur.

www.ingramcontent.com/pod-product-compliance
Ingram Content Group UK Ltd.
Pitfield, Milton Keynes, MK11 3LW, UK
UKHW020210130726
13696UKWH00002B/834